MATÉRIAUX

POUR SERVIR A UNE

MONOGRAPHIE SUR LA GOUTTE

PAR

LE DOCTEUR BRAUN

DE WIESBADEN

Traduit de l'allemand par le docteur MEDER.

(Publications de la *Revue d'hydrologie médicale française et étrangère.*)

PARIS

J. B. BAILLIÈRE ET FILS, LIBRAIRES-ÉDITEURS

rue Hautefeuille, 19.

1862

MATÉRIAUX

POUR SERVIR A UNE

MONOGRAPHIE SUR LA GOUTTE

PAR

LE DOCTEUR BRAUN

DE WIESBADEN

Traduit de l'allemand par le docteur MEDER.

(Publications de la *Revue d'hydrologie médicale française et étrangère.*)

PARIS

J. B. BAILLIÈRE ET FILS, LIBRAIRES-ÉDITEURS

rue Hautefeuille, 19.

1862

STRASBOURG, TYPOGRAPHIE DE G. SILBERMANN.

MATÉRIAUX

POUR SERVIR A

UNE MONOGRAPHIE SUR LA GOUTTE.

Le but de cette notice est moins de donner un traité dogmatique de la goutte, que de soulever de nouveau la discussion sur la nature et le traitement d'une maladie de laquelle la littérature médicale s'est trop peu occupée depuis un certain nombre d'années. Aussi ce qu'on va lire n'a pas la prétention d'être une monographie complète. En effet, en la parcourant, même d'un coup d'œil rapide, on verra facilement que certaines parties sont écrites sous forme de notice, que d'autres ont trop d'étendue, et que d'autres encore ne sont pas mentionnées du tout. Je n'ai fait que consigner ici ce que mon expérience personnelle et mes études m'ont fait regarder comme les points les plus importants. Qu'une main plus habile rejette le mauvais et emploie le bon pour édifier une œuvre classique parfaite.

Wiesbaden, juin 1860.

Une attaque de goutte régulière.

Si, en examinant d'une manière approfondie la goutte dans ses manifestations ainsi que dans ses causes, tant internes qu'externes, nous voulons nous en faire une idée bien exacte, il est de toute nécessité, vu l'abondance des états pathologiques, des symptômes et des aspects différents qu'elle présente, qu'on en sépare soigneusement ce qui n'est qu'accessoire ou accidentel, ou inconstant, pour établir un type normal qui, sous la forme d'un tableau simple de la maladie, n'en renferme que les traits caractéristiques, et puisse servir de base et de point de départ pour des recherches ultérieures.

Or ce qui caractérise la goutte, ce n'est pas la diathèse chronique, c'est l'accès aigu. C'est lui qui donne à la maladie son individualité. Les symptômes qui caractérisent l'accès de goutte sont pathognomoniques et ne se retrouvent plus dans toute la pathologie, ni de la même manière ni même d'une manière analogue; la diathèse goutteuse au contraire, ni dans son ensemble ni par ses symptômes pris isolément, ne se différencie assez d'autres états morbides pour former un type à part. En général, elle ne peut même être que soupçonnée, et n'est reconnue définitivement que par l'apparition d'un accès. Nous prendrons donc le premier accès de goutte, comme type normal de la maladie, pour notre point de départ.

Voici comme il arrive d'ordinaire :

Une personne qui s'était couchée avec toutes les apparences d'une bonne santé, est réveillée, le plus souvent après minuit, d'un profond sommeil, par une douleur violente de l'articulation métatarso-phalangienne du gros orteil. Cette violente douleur s'accroît dans les heures suivantes, elle est cuisante, térébrante, déchirante, battante; accompagnée d'un sentiment de stupeur et de faiblesse de toute l'extrémité. Si, à ce moment, on examine la partie affectée, on ne remarque aucun changement à l'endroit douloureux, mais tout le membre tremble, les muscles sont agités par de petites convulsions, ou raides et tendus ; les veines sont turgescentes.

Après plusieurs heures, la partie douloureuse commence à s'enfler, elle devient rouge, chaude, sèche, brillante, tendue, et les veines circonvoisines présentent l'aspect de varices. En même temps que ces phénomènes, apparaît la fièvre. Après plusieurs frissons il survient de la chaleur ; le pouls est plein, mou, dilaté ; la peau chaude, la soif vive, il y a de plus une grande agitation avec surexcitation des facultés intellectuelles. La langue se recouvre d'ordinaire d'un enduit blanchâtre, l'appétit est troublé, l'estomac distendu par des gaz; les selles sont paresseuses, les urines rares, la miction douloureuse ; l'urine est rouge et laisse déposer par le refroidissement des sédiments rouges, composés d'urates. Vers le matin, la douleur se calme peu à peu et finit quelquefois par disparaître tout à fait. La partie malade qui est encore gonflée et déformée par l'œdème devient humide, la fièvre diminue jusqu'à cesser tout à fait ; il se développe une légère transpiration, et avec elle vient le repos et le sommeil.

La journée suivante se passe ordinairement d'une manière assez calme, mais, pendant la nuit, les mêmes phénomènes reparaissent, moins intenses il est vrai, se prolongent de nouveau jusqu'au matin, pour diminuer alors ou disparaître tout à fait. Quand cette scène s'est renouvelée pendant plusieurs jours avec une intensité décroissante, la douleur finit par se perdre tout à fait, l'endroit malade redevient pâle, les varicosités veineuses se dissipent, le gonflement diminue, la peau commence à être le siége de démangeaisons, l'épiderme s'exfolie et se détache ; la fièvre ne revient plus, l'activité de la peau reparaît, les selles reviennent spontanément, les urines deviennent abondantes et jumenteuses.

La partie malade conserve pendant quelques jours encore une sensibilité exagérée : il reste encore un peu de faiblesse du membre malade ; mais tout cela se dissipe rapidement, le malade recouvre la plénitude de sa santé, et en général se vante même de se porter beaucoup mieux qu'avant son accès.

Dans des cas excessivement rares tout en reste là, et le malade en est quitte pour avoir eu cette première attaque, qui ne revient plus de toute sa vie ; mais pour cela il faut qu'il soit soumis à un concours d'influences excessivement favorables ; presque toujours l'accès revient et même par intervalles réguliers. Ces intervalles sont formés de périodes différentes : tantôt c'est au bout de plusieurs années seulement, tantôt au bout de deux ans, d'un an, ou même de six mois que l'accès revient périodiquement. Les attaques annuelles se montrent ordinairement à la fin de l'hiver et au printemps ; quand il y a deux attaques par an, la seconde se montre d'habitude en automne. Si la maladie conserve la forme régulière, les accès sont les mêmes, à des intervalles égaux, seulement on observe souvent de l'alternance dans la violence des symptômes, de manière qu'une attaque très-violente est suivie d'une autre, qui l'est beaucoup moins. La maladie peut se maintenir ainsi au même degré pendant nombre d'années, et le patient arriver à un âge très-avancé ; d'autres fois avec les années elle diminue d'intensité, les intervalles deviennent plus longs et la maladie disparaît sans laisser d'autres traces sur son passage.

Nous allons essayer maintenant de compléter cet accès type, en indiquant les variations qu'il peut subir dans quelques-unes de ses manifestations.

La plupart des malades et même beaucoup d'auteurs prétendent que la première attaque de goutte se montre sans avoir été précédée de prodromes sensibles. Graves dit n'avoir jamais observé de symptômes particuliers, et Sprengel va même jusqu'à mentionner comme un symptôme caractéristique de la goutte, que les premières attaques n'en sont jamais précédées de prodromes. Je suis d'avis que c'est là une erreur. Les goutteux se trompent ou nous trompent. Ils se trompent eux-mêmes parce qu'ils ne reconnaissent pas les légers symptômes qui se montrent en général dans la goutte héréditaire ; mais on n'a qu'à les rendre attentifs à certains symptômes isolés, et bientôt ils se rappellent très-bien qu'en effet ils les ont ressentis depuis plusieurs années pendant lesquelles les symptômes se sont prononcés peu à peu. Les prodromes beaucoup plus prononcés de la goutte acquise sont traités par les malades avec la même légèreté avec laquelle ils ont acquis la maladie. Ils feignent de ne s'être aperçus de rien pour faire accroire au médecin que l'ennemi s'est approché sans prodromes qui les eussent avertis du danger, espérant ainsi excuser leur persistance dans les excès. Entre les prodromes il faut distinguer ceux qui ont précédé de beaucoup l'accès et qu'on doit regarder comme des symptômes de la diathèse goutteuse, et ceux qui indiquent une attaque prochaine.

En ne tenant pas compte de l'influence des causes occasionnelles qui peuvent hâter l'apparition d'un accès et abréger ainsi de beaucoup la période prodromique et même la supprimer tout à fait, on observe en général, avant l'apparition de l'accès, les changements suivants :

1° *Une dépression du système nerveux*, qui se manifeste, tantôt sur les centres nerveux, tantôt sur l'activité nerveuse périphérique. Cet état se compose souvent d'une augmentation des symptômes de la diathèse goutteuse qui existent déjà. Le moral des malades s'altère, ils sont paresseux de corps et d'esprit, ils deviennent peureux et s'inquiètent de leur avenir ; ils ressentent des anxiétés précordiales, de la difficulté à respirer, et s'attribuent des maladies imaginaires. Leur sommeil est lourd et interrompu par des rêves inquiétants et des cauchemars. Les fonctions de la vie végétative ne s'accomplissent que difficilement et d'une manière imparfaite. L'appétit est troublé, ils ont souvent des flatulences, les selles sont paresseuses, la peau ne fonctionne plus, les urines sont rares, mais déposent fortement. Tout mouvement corporel leur est pénible, ils se plaignent souvent de points douloureux dans le dos et entre les épaules, d'engourdissement des membres, surtout du membre qui va être le siége de l'accès.

2° *Une surexcitation du système nerveux.* Le malade ressent un bien-être et une gaîté inusités, il recherche la société d'amis qui sont gais ; il est spirituel, folâtre et porté vers les plaisirs de Bacchus et de Vénus. Son appétit est considérablement augmenté, la nourriture riche et abondante qu'il prend ne l'incommode nullement, ses selles sont faciles, molles, presque diarrhéiques ; ses urines abondantes mais pâles, spastiques, sans sédiment. Sydenham compare cet état à un beau soleil qui précède l'apparition d'un orage.

D'autres fois cette excitation du système nerveux se traduit au dehors par des manifestations beaucoup moins agréables. Dans ces cas on observe des frissons, des horripilations, une surexcitation fiévreuse, une grande irritabilité dans le caractère ; ou bien il se produit de la dyspepsie, avec des renvois acides et des crampes d'estomac ; des envies pour certains aliments, des démangeaisons dans le nez, des bourdonnements d'oreille, des coliques, des palpitations, des points douloureux au cœur, aux poumons, ou des sensations douloureuses fugitives dans les extrémités. Scudamore indique comme un des signes précurseurs les plus fréquents d'une attaque prochaine, des crampes dans les muscles de l'extrémité menacée, et Sydenham, un sentiment de pesanteur et, comme si un courant d'air froid passait sur les hanches et les jambes; d'après Graves, les malades croient très-souvent éprouver une sensation comme si l'on faisait passer un objet mou sur les troncs nerveux, des centres vers la périphérie.

3° *Un changement soudain dans l'état de santé habituel*, soit en bien soit en mal. Si les symptômes d'une maladie, qui existe depuis quelque temps, disparaissent subitement sans être remplacés par d'autres; ou s'il s'en montre d'autres, sans cause particulière qui puisse les expliquer, le sujet est ordinairement menacé d'une attaque de goutte. Gairdner[1], surtout, insiste sur le rapport dans ce changement de symptômes internes en externes etc., en disant: « Le malade a de la sensibilité dans les pieds, en marchant il se « plaint que sa chaussure est trop étroite, que ses doigts et ses « mains sont raides. Quand ces infirmités extérieures paraissent; il « se trouve en général délivré de sa dyspepsie, mais ces symptômes « extérieurs disparaissent-ils sans que la dyspepsie revienne, l'ac« cès de goutte est imminent. »

Dans la goutte qu'on appelle acquise, les prodromes sont le plus marqués avant la première attaque et ne se montrent plus si clairement aux accès suivants. On observe tout le contraire dans la goutte héréditaire : ici les prodromes qui annoncent le premier accès sont presque nuls, tandis qu'ils deviennent beaucoup plus sensibles pour les attaques suivantes. D'après ce que nous venons de dire, on voit que les symptômes précurseurs d'une attaque sont très-variés et que la manifestation en dépend complétement de l'individualité de chaque sujet. Les mêmes manifestations qui ont annoncé la première attaque, se répètent en général avec plus ou moins d'intensité dans toutes les attaques suivantes, de manière que chaque malade a ses signes propres auxquels il reconnaît l'approche d'une attaque, comme chaque femme a ses phénomènes particuliers auxquels elle reconnaît qu'elle est enceinte.

La douleur par laquelle débute l'accès est toujours d'une grande violence, et tous les malades assurent qu'ils n'en ont jamais ressenti de pareille. Sous l'influence de la surexcitation nerveuse dans laquelle ils se trouvent, ils ont inventé toute espèce de com-

---

[1] *De la goutte*, avec des annotations par le docteur Braun. Wiesbaden 1858.

paraisons et d'amplifications pour la bien dépeindre. Sydenham, qui l'a éprouvée lui-même, la compare dans sa première apparition à un sentiment de dislocation accompagné d'une sensation d'eau froide qu'on verserait sur la partie malade ; plus tard il ressentait comme des pincements, des déchirements. D'autres la comparent à la douleur que vous ressentiriez si l'on vous enfonçait un clou dans les chairs ; d'autres fois c'est un chien qui mangerait les chairs, c'est du plomb fondu qu'on verserait dans le membre, c'est une vis qu'on ferait pénétrer etc. Le docteur Walson[1] raconte qu'un spirituel Français lui en a fait la description suivante : « Mettez une « articulation dans un étau et faites serrer la vis jusqu'à ce que « vous ne puissiez plus supporter la pression plus longtemps, et « vous aurez la douleur rhnmatismale ; mais alors faites encore « faire un tour complet à la vis et vous aurez une idée parfaite de « la douleur d'un accès de goutte. »

La violence de la douleur est augmentée par la plus légère pression, de telle façon même que la pression de la couverture du lit ou même un léger ébranlement de la chambre deviennent insupportables. L'approche ou même l'idée de toucher la partie malade paraît déjà au malade devoir lui faire augmenter sa douleur. Malgré cela il change continuellement de position, jusqu'à ce que la douleur cessant, il croie avoir trouvé la bonne, et tout épuisé finit par s'endormir. La douleur diminue rapidement et cesse ordinairement tout à fait vers le matin. C'est donc avec raison que Garrod et Sydenham regardent une attaque de goutte comme un composé d'une série de petits accès. La douleur que le malade ressent pendant l'intermission et à la fin de l'attaque, se distingue facilement de la douleur primitive et doit être regardée comme un résultat de l'exsudation et de l'irritation inflammatoire qui en est la suite.

C'est l'articulation métatarso-phalangienne du gros orteil qui est le siége ordinaire de la douleur ; nous pouvons donc regarder cette articulation comme le siége ordinaire d'une attaque de goutte normale, ce qui justifie aussi le vieux nom de *podagra* qu'on lui a donné. Néanmoins la maladie peut envahir d'autres points, sans que pour cela les symptômes s'écartent du type normal que nous avons établi ; seulement les manifestations secondaires de la congestion et de l'exsudation sont modifiées par la structure anatomique différente de la partie attaquée. D'après Gairdner, la douleur est d'autant plus violente que le siége de la maladie est plus rapproché des centres ; de manière que, quand la goutte envahit la main, elle est plus douloureuse que quand elle envahit le pied ; à

[1] *Lectures on the principes and pratice of physic.*

l'épaule la douleur est plus violente qu'à la main ; mais ces règles générales souffrent de nombreuses exceptions.

En général la goutte paraît avoir une préférence pour le côté gauche. Dans 40 cas de goutte primitive des extrémités inférieures, 24 ont occupé le côté gauche et 16 le côté droit. Scudamore a fait une statistique très-complète sur la fréquence relative des endroits qu'envahit la goutte primitive ; il en ressort que, sur 516 cas, 314 fois un gros orteil seul a été envahi ; 27 fois les deux en même temps, et 31 fois les gros orteils en même temps que d'autres parties. Parmi les 144 cas restants, ont été envahis par ordre de fréquence : 36 fois une malléole, 11 fois les deux, 26 fois un cou-de-pied, 6 fois les deux ; 11 fois le genou, 10 fois le côté externe du pied, 6 fois le talon, 4 fois le tendon d'Achille, 4 fois l'articulation de la main, autant de fois le dos de la main et 1 fois le pouce, le médius, les deux doigts et d'autres parties.

Dans mes 40 cas que j'ai cités plus haut, la première attaque a envahi : 36 fois le gros orteil, 2 fois le dos du pied, 1 fois le genou et 1 fois la hanche. D'après Garrod, la fréquence des attaques primitives sur le gros orteil serait encore plus grande ; d'après lui, sur 100 cas, il n'y en aurait que 5 qui occupaient d'autres parties. L'attaque n'envahit en général qu'une seule articulation ; dans d'autres cas, il y en a plusieurs qui sont envahies simultanément ; pourtant, même dans ce cas, il est rare que deux ou plusieurs articulations soient prises avec le même degré d'intensité.

La rougeur de la partie envahie varie au bout de quelques heures, depuis le rouge pâle jusqu'au rouge foncé. Quand la peau est envahie en même temps, la rougeur simule souvent celle de l'érythème qui dans ces cas peut s'étendre plus loin que la partie malade ; mais le plus souvent la rougeur est pourpre et il n'est pas rare de remarquer de véritables ecchymoses. L'état variqueux du réseau veineux qui entoure le point malade et la distension de ces veines, ont attiré l'attention de beaucoup d'auteurs et manquent rarement dans une attaque normale bien conditionnée.

Le gonflement est en général en rapport direct avec la violence de la douleur ; il se transforme par la suite en œdème, prend un teint vert jaunâtre et se termine par des démangeaisons et la desquamation de l'épiderme. Ce gonflement est causé par une exsudation séreuse qui contient, comme nous le prouverons plus tard, de l'urate de soude en quantité anormale. L'œdème a été regardé par beaucoup d'auteurs comme un élément de diagnostic très-important, surtout pour différencier la goutte du rhumatisme ; je ne crois pas que ce symptôme ait toute l'importance qu'on lui attribue à cet égard, car cet œdème se présente aussi quelquefois dans le rhumatisme, et peut même manquer dans la goutte. Pour cette dernière pourtant cet œdème a de la valeur par ses rapports avec un excès d'urée dans le sang, comme dans l'albuminurie; la desquamation non plus n'a pas une grande signification : elle se montre aussi dans d'autres maladies dans lesquelles la peau est irritée, et du reste elle n'est pas constante dans la goutte. Sur 234 cas, Scudamore en a observé 78 sans desquamation, et Garrod a fait des observations analogues.

L'inflammation goutteuse et son gonflement, à quelque degré qu'ils parviennent, ne se terminent jamais par suppuration, et je crois que c'est là un signe pathognomonique qui différencie la goutte d'avec une inflammation véritable. Les abcès goutteux qui se forment dans le cours ultérieur de la maladie, ne contredisent nullement ce que je viens d'avancer, car ils sont en général la suite d'une irritation mécanique que provoquent les concrétions, et ces abcès eux-mêmes ont une marche caractéristique.

La fièvre qui accompagne l'attaque de goutte est en général en rapport direct avec la violence de la douleur et les forces du malade. Son intensité se règle exactement sur celle de l'accès et elle est rémittente, intermittente ou exacerbante comme l'accès et en même temps que lui. La réaction fébrile n'est jamais inflammatoire.

L'état moral des malades montre une grande surexcitation et une grande impatience. Sydenham dit: « On pourrait tout aussi bien « appeler un accès de goutte un accès de colère. » Les personnes, même les plus douces et les plus aimables, paraissent avoir changé de caractère. En même temps les facultés intellectuelles sont dans un grand état de surexcitation et très-souvent on rencontre de magnifiques dispositions pour les travaux d'esprit et d'imagination.

L'état saburral de la langue, la perte d'appétit et les différents troubles digestifs correspondent avec les autres troubles de l'état général et n'ont point de rapport direct avec l'attaque, car même dans beaucoup de cas la langue et l'appétit restent à leur état normal.

Quant aux organes de sécrétion, on peut dire qu'en général ils sont inactifs depuis le commencement jusqu'au summum de l'attaque, et que depuis le moment où elle décroît, jusqu'à sa fin, les sécrétions deviennent très-abondantes.

La paresse du tube digestif va quelquefois jusqu'à une constipation opiniâtre contre laquelle les purgatifs les plus violents restent impuissants ; plus tard au contraire, les purgatifs les plus légers suffisent pour provoquer des selles très-abondantes, souvent même celles-ci se produisent spontanément. Au commencement la couleur des fèces est pâle, d'un jaune grisâtre, et indique l'absence de la bile ; vers la fin elles deviennent brun foncé, verdâtres. Si, au début de l'attaque, on examine le bas-ventre, on le trouve tendu, tympanitique, l'hypochondre droit est tuméfié et la percussion montre que le foie dépasse les fausses côtes de deux à trois pouces. En examinant de nouveau le bas-ventre après l'attaque, on le trouve mou et à son état normal, et le foie aussi est revenu à ses dimensions habituelles. Le docteur Badd[1] a très-bien décrit ce gonflement du foie, dû à une congestion périodique.

La peau qui au commencement est sèche, redevient déjà plus humide pendant la première intermittence, pour se couvrir souvent, vers la fin, d'une sueur abondante. Garrod croit que cet état de la peau peut servir de signe différentiel entre la goutte et le rhumatisme, car dans ce dernier cette sécrétion est très-copieuse dès le début. La sueur qui se produit à la fin de l'attaque a été l'objet de recherches plus étendues. Stoll prétend que son odeur est très-aigre, ce que je n'ai jamais pu constater. Le docteur Ch. Petit[2] a rassemblé la sueur sur trois goutteux, à la fin de l'attaque ; il l'a fait soumettre à l'analyse chimique par M. Henry, qui prétend y avoir trouvé chaque fois de l'urate de soude.

Garrod a répété ces expériences et a trouvé des résultats opposés. Dans le premier cas, où la sueur présentait une réaction acide très-prononcée, la réaction, faite avec le plus grand soin par l'acide muriatique, ne fit pas découvrir la moindre trace d'acide urique ; dans le second cas on a trouvé quelques cristaux d'acide urique ; mais Garrod lui-même croit à une erreur, car, à proximité de l'endroit sur lequel on avait recueilli la sueur, il se trouvait, sous la peau, de nombreuses concrétions goutteuses ; dans un troisième cas, plus significatif, on n'a pas non plus trouvé d'acide urique, mais en revanche de l'oxalate de chaux en quantité assez considérable.

Pendant l'attaque, la sécrétion urinaire montre des variations très-sensibles qui ont une grande signification, vu la relation intime qui existe entre la goutte et les reins. Voici les résultats qu'ont donnés les observations et les recherches qu'on a faites jusqu'ici :

Au commencement de l'attaque et jusqu'à son summum, la quantité d'urine est constamment diminuée ; vers la fin au contraire, et quand la fièvre est tombée, elle devient très-abondante. Tous les auteurs qui ont écrit sur la goutte sont d'accord sur ce point. Les variations dans la quantité dépendent de la quantité de

[1] *Maladies du foie*, traduit de l'anglais par le docteur Henoch.

[2] *Les eaux minérales de Vichy.*

liquides absorbés, de l'état de la peau et du tube digestif, et de l'individualité du sujet. Garrod a mesuré avec soin l'urine de quelques goutteux qui présentaient une attaque normale. Dans un cas, la quantité d'urine recueillie le premier jour, pendant vingt-quatre heures, pesait 24 onces ; le troisième jour, après la cessation de l'attaque, 63 onces ; dans un second cas, il a recueilli, le premier jour, 10 1/2 onces, le neuvième jour, 36 onces ; dans un troisième cas il a obtenu, le premier jour, 25 onces, et le cinquième, 47 onces. Chez d'autres malades il est vrai, l'augmentation n'était pas si sensible, et il est très-probable que la quantité obtenue dans ces trois cas dépasserait la moyenne que l'on obtiendrait si on la prenait sur un plus grand nombre de malades.

Au commencement la couleur de l'urine est rouge foncé, elle devient pâle vers la fin. Au bout de peu de temps elle se trouble et dépose un sédiment rouge brique, dont la quantité augmente également vers la fin de l'attaque.

Son poids spécifique augmente. Quant à la composition chimique de l'urine pendant une attaque de goutte, les avis sont jusqu'ici très-partagés, surtout en ce qui concerne la plus ou moins grande quantité d'acide urique qu'elle renferme. Certains auteurs, qui regardent l'acide urique comme la cause prochaine de la goutte, et pour qui même l'attaque de goutte n'est autre chose qu'un effort critique de la nature qui cherche par là à débarrasser l'économie de cette *matière peccante*, s'appuyant du reste sur les sédiments abondants qui se produisent, ont prétendu, sans autre contrôle ni preuve scientifique, que la quantité d'acide urique augmente pendant et surtout vers la fin de l'attaque. D'autres, s'appuyant sur les recherches de Berthollet, admettent qu'avant et pendant l'attaque l'urine ne contient pas de traces d'acide urique, et que celui-ci n'apparaît qu'à la fin et alors d'une manière abondante, comme crise. Mais ces deux manières de voir ont été complétement réfutées par suite des progrès de la chimie analytique. Cette dernière a fait voir que l'acidité de l'urine est due à la présence de sels phosphorés acides, et peut-être aussi, d'après Lehmann, à de l'acide hippurique et à de l'acide lactique, libres, et ne dépend nullement de la présence d'une plus ou moins grande quantité d'acide urique. Elle a montré encore qu'une réaction alcaline, ou une réaction acide plus ou moins prononcée, n'autorisaient pas Berthollet et ses partisans à conclure à l'absence de l'acide urique ou à sa présence en quantité plus ou moins considérable, suivant le degré de réaction ; que les sédiments de sels uriques ne sont pas une preuve absolue de son augmentation dans l'urine, car, même d'après Becquerel, l'urine qui ne dépose pas, renferme fréquemment plus d'acide urique que celle qui dépose. Elle nous apprend encore, d'après Lehmann et Scherer, que la formation des sédiments composés d'urate de soude et d'acide urique libre est due à la décomposition de la matière colorante extractive. En effet, par la décomposition du pigment, il se forme de l'acide urique libre qui enlève aux urates dissous dans l'urine une partie de leur base; il se forme alors de l'urate de soude acide et de l'acide urique qui reste libre.

Il s'ensuit que la formation de sédiments uriques n'est pas du tout par elle-même une preuve qu'il y ait dans le sang un excès d'acide urique et d'urates, lesquels auraient dû être éliminés par les reins.

Des analyses récentes, faites sur l'urine recueillie pendant vingt-quatre heures, ont complétement justifié les idées que nous venons d'énoncer. Nous devons également ces résultats aux recherches infatigables du docteur Garrod, qui a prouvé que, pendant l'attaque de goutte, la quantité d'acide urique contenue dans l'urine est rarement augmentée, mais qu'au contraire elle est très-souvent diminuée. Si nous admettons avec Becquerel que la quantité normale sécrétée pendant vingt-quatre heures est de 8 grammes, la plus forte quantité qu'on ait trouvée sur sept malades, a été de 8gr,12, et la plus petite de 0gr;425, et la moyenne de 3gr,62. Dans sept cas isolés on a trouvé 5gr,95, 2gr,05, 2gr,58, 3gr,76, 4gr,46, 3gr,28 et 3gr,28. Dans ces cas l'urine présentait les aspects les plus variés : dans les uns elle était fortement colorée en rouge, dans les autres elle était trouble, dans d'autres on a observé un dépôt d'acide urique cristallisé; dans quelques-uns elle ne renfermait pas de sédiment du tout. Il ressort encore des expériences de Garrod que, vers la fin, l'acide urique augmente. Chez un malade, on a obtenu le premier jour 1gr,30; la quantité a augmenté progressivement jusqu'à donner le cinquième jour 3gr,05; chez un second, elle a été le premier jour de 0gr,84 et le cinquième de 2gr,76; chez un troisième, le premier jour a donné 0gr,5 et le dixième 2gr,9. Si nous ajoutons que, d'après les données générales de l'expérience, le dépôt augmente vers la fin de l'attaque, en même temps que la quantité d'urine, nous pourrons avec une certaine certitude établir la proposition suivante : au commencement et jusqu'au summum de l'attaque, la sécrétion de l'acide urique est au-dessous de la normale; elle atteint, au contraire, d'habitude la normale vers la fin, souvent même elle la dépasse.

Une autre circonstance que l'expérience nous a encore apprise, c'est que les changements qu'on observe dans la sécrétion urinaire pendant une attaque de goutte, sont en rapport direct avec la fièvre. Si la fièvre est violente, l'urine est rare et fortement colorée; si elle diminue, elle revient plus abondante et forme ces riches dépôts qu'on observe aussi à la fin d'autres fièvres et qu'on a l'habitude de regarder comme des excrétions critiques.

Il se présente encore une autre question, c'est celle-ci : Pourquoi les sédiments apparaissent-ils plus régulièrement dans un accès de goutte normale, que dans d'autres affections morbides fébriles? Nous devons attribuer cela au génie particulier de la goutte, et nous y reviendrons plus tard. Néanmoins, avant d'aller plus loin, je veux attirer l'attention sur les points suivants. Remarquons tout d'abord qu'au commencement de l'attaque fébrile, et à son maximum d'intensité, l'urine est rare, fortement colorée, et par conséquent plus concentrée que dans d'autres maladies; par là aussi elle renferme plus de pigment décomposable, et, par suite aussi, l'acide urique, et les sels uriques se déposent plus facilement et plus complétement. De plus, il est à supposer qu'à ce moment, et même avant son excrétion, l'urine renferme quelquefois des acides libres, de l'acide lactique ou de l'acide acétique, qui souvent provoquent une irritation de la vessie, de manière que c'est déjà dans cet organe que se dépose l'acide urique.

Cet acide est-il sécrété par les reins, ou bien se forme-t-il dans la vessie par une décomposition rapide du pigment et des mucosités vésicales? Voilà ce qui est encore indécis. Tout ce qu'on sait positivement, c'est que la présence d'un acide quelconque libre précipite rapidement l'acide urique, ainsi que les urates sodiques de leurs combinaisons et cela d'une manière assez complète, d'où il se forme ordinairement un sédiment abondant, qui a fait croire, à tort, à un excès d'urates.

Pendant l'attaque de goutte normale, la quantité d'urée ne paraît pas éprouver de changement sensible. Dans un cas, Garrod l'a trouvée augmentée. Il est arrivé, avec une alimentation insuffisante, à 3gr,20. On n'a pas fait de recherches sur les autres éléments que renferme l'urine. Lehmann suppose que, concurremment avec les urates, il se trouve dans les sédiments une quantité considérable d'oxalate de chaux. C'est là le tableau d'une attaque de goutte régulière avec ses variations et ses accessoires les plus importants, et qui peut servir de type. Beaucoup d'auteurs l'ont caractérisée sous le nom de *goutte aiguë*, *goutte légitime*, *goutte sthénique*. Gairdner, qui a établi trois stades, en prenant en considération les changements que subit la constitution, regarde comme premier stade l'attaque normale que nous venons de décrire, période dans laquelle la constitution a encore toute sa vigueur et après laquelle les désordres que l'économie a éprouvés, sont complétement réparés. Toute manifestation qui s'écarterait de la marche normale et des variations des symptômes isolés que nous avons indiqués plus haut, doit être regardée comme une anomalie. Ces anomalies sont très-variées et peuvent se montrer, dans la fréquence des attaques, dans leur siége et leur alternance, dans l'augmentation, la diminution, la disparition ou l'apparition de symptômes et d'états pathologiques importants, dans une disparition incomplète des symptômes etc. Mais toutes ces anomalies, comme l'a fort bien fait voir Gairdner, sont une preuve que la constitution est ébranlée, qu'elle oppose moins de résistance à la maladie qui va l'envahir, qu'elle réagit moins contre les maladies existantes, et qu'elle n'est plus dans le cas de se débarrasser complétement des reliquats de la maladie et de rétablir l'intégrité de l'organisme.

L'attaque normale se caractérise par des symptômes caractéristiques constants, par une réaction locale et générale énergique, contre l'irritation étrangère, par une résorption complète des produits pathologiques, et par un rétablissement parfait de la santé. Tant que la constitution reste vigoureuse, la maladie conserve cette forme normale; mais si la constitution devient souffrante, si elle s'affaiblit par suite d'autres causes, ou si elle est naturellement faible, l'attaque devient irrégulière, et, d'après le plus ou moins de faiblesse, on y observe deux degrés différents. Dans le premier degré, les symptômes caractéristiques se montrent encore, mais ils sont moins prononcés, la réaction locale et générale est moins forte, ou même manque complétement; la marche est lente, les produits pathologiques se résorbent d'une manière incomplète, et l'économie en général ne revient plus à son premier degré de force.

Dans le second degré, les symptômes pathognomoniques font presque défaut, ils sont plus ou moins effacés par des symptômes accidentels, il n'y a de réaction ni générale ni locale, le siége de la maladie varie, la marche en est irrégulière et l'économie se détériore visiblement. Le premier degré caractérise une attaque de goutte chronique, le second, la goutte atonique.

Une attaque de goutte chronique.

Voici les traits qui différencient une attaque de goutte chronique d'une attaque normale: les attaques sont plus fréquentes, les intervalles qui les séparent sont moins réguliers; généralement il y a des symptômes très-prononcés de dyspepsie. Comme prodromes, pendant l'attaque, les symptômes sont moins prononcés, la marche est beaucoup plus lente, les produits exsudés se résorbent incomplétement et l'économie ne se rétablit plus complétement.

La goutte peut être chronique d'emblée ou le devenir à la suite d'une attaque régulière. Le premier cas a pour cause une constitution faible, et le plus souvent des dispositions héréditaires prononcées; dans le second cas, qui est plus fréquent, le passage à l'état chronique est ordinairement favorisé par l'affaiblissement de la constitution, par des attaques répétées de la maladie elle-même, par la continuation d'un genre de vie déréglée, par un traitement mal entendu, par l'intercurrence d'autres maladies, et enfin par des dispositions individuelles inconnues. L'expérience nous apprend que la goutte héréditaire passe plus facilement à la chronicité que la goutte acquise; elle nous apprend encore qu'elle se montre plus fréquemment au terme moyen de la vie que dans un âge plus avancé.

Les prodromes qui annoncent l'attaque, que la maladie soit primitive ou secondaire, sont marqués par des symptômes gastriques plus prononcés que ceux d'une attaque normale, et parmi ces symptômes c'est la dyspepsie qui se montre le plus souvent et d'une manière plus opiniâtre.

Les malades se plaignent de digestions difficiles, pénibles; ils ont des flatulences, des pyrosis, des renvois acides, des hoquets, des crampes d'estomac; leur ventre est plein, tendu, et le moral est abattu. Si la maladie est secondaire, à ces manifestations se joignent encore les prodromes individuels que nous avons décrits plus haut.

Les premiers indices qui peuvent faire craindre que les attaques ne prennent la forme anormale, consistent dans l'augmentation de leur fréquence. Les périodes annuelles deviennent semestrielles, puis mensuelles, et les intervalles non-seulement deviennent plus courts, mais ils deviennent aussi irréguliers. L'attaque se montre plus rarement à une certaine heure de la nuit, mais à toutes les heures du jour et de la nuit, et elle est fréquemment provoquée par des causes occasionnelles insignifiantes, telles qu'un refroidissement, un coup, une pression, un mouvement musculaire violent, un écart de régime, une émotion morale. Le froid et l'humidité sont particulièrement nuisibles à ce genre de malades, et l'hiver surtout est pour eux une saison dangereuse. Le siége privilégié de la maladie est toujours l'articulation métatarso-phalangienne, mais non plus avec cette fréquence prédominante que l'on observe dans les attaques normales. La douleur, tout en étant toujours caractéristique, est cependant moins violente, souvent elle est brûlante et alterne avec une sensation de froid ; l'attouchement n'est pas aussi insupportable, les nerfs moteurs ainsi que les centres nerveux sont moins excités, il y a au contraire plutôt une sensation de pesanteur et de la somnolence. La rougeur, la chaleur et le gonflement se montrent plus tard d'une manière irrégulière et incomplète. La rougeur n'est pas si intense, elle ressemble à un léger érythème, se dissipe rapidement pour être remplacée par un gonflement œdémateux diffus. Les veines sont fortement distendues et turgescentes. La réaction fébrile est légère et souvent manque complétement; en revanche, les symptômes gastriques sont plus prononcés, la langue est recouverte d'un enduit épais, blanc jaunâtre, il y a de l'anorexie, des flatulences, le ventre est plein, tendu et il y a de la constipation. L'urine est moins rare, moins fortement colorée et dépose moins abondamment. Les rémissions que nous avons indiquées plus haut sont moins sensibles, ordinairement même ces manifestations légères se maintiennent et l'attaque se prolonge pendant des semaines et des mois entiers. Dans d'autres cas, il se montre coup sur coup plusieurs attaques, à des endroits différents, de telle sorte que la seconde et les suivantes commencent pendant que la première n'est encore qu'à la période de décroissance. Peu à peu quelques-uns des symptômes disparaissent, mais le produit de l'exsudation ne se résorbe qu'imparfaitement et il reste à l'endroit affecté des indurations, ainsi qu'une grande faiblesse du corps et un état de souffrance de toute l'économie. Les concrétions particulièrement sont la marque caractéristique de cette forme de goutte anormale; en même temps ce sont elles aussi qui font perdre au malade, plus ou moins, les fonctions de ses membres, et empoisonnent ainsi sa vie entière. A la fin de l'attaque, quand c'est l'articulation qui était prise, le gonflement présente de la fluctuation; si le tissu cellulaire était le siége de la maladie, le gonflement est œdémateux ; plus tard il donne au toucher la sensation de bouillie, puis on y sent de petits grains, et enfin il devient solide; avec le temps il continue à durcir. La nodosité qui reste en dernier lieu est petite, relativement à la quantité de sérum qui était exsudée, mais chaque attaque consécutive ajoute une couche nouvelle à la nodosité primitive, de manière que, peu à peu, celle-ci prend un volume considérable. Garrod[1] a publié là-dessus de belles recherches.

L'exsudation qui se fait pendant l'attaque occupe et l'articulation elle-même et les tissus circumvoisins, et par suite, il se forme aussi des concrétions dans l'intérieur de l'articulation, et

[1] *Gout and rheumatic Gout.* London 1859.

non pas seulement tout autour, comme on l'a cru pendant longtemps. Dans l'intérieur de l'articulation, ces concrétions se présentent tantôt sous forme de cristaux qui se sont déposés sur les cartilages, tantôt comme une masse blanche, molle, de la consistance d'un emplâtre qui recouvre les cartilages et la synoviale, et empêche les mouvements; d'autres fois sous la forme de plâtre qu'on aurait versé dans l'articulation et qui, en se solidifiant, aurait rempli toute la cavité articulaire et produit ainsi l'ankylose. En dehors de l'articulation, on les trouve sur la surface extérieure de la capsule articulaire, dedans et sur les bourses muqueuses, sur les tendons, sur les ligaments, ainsi que dans le tissu cellulaire ambiant dans lequel ils sont déposés sous forme de corps ronds, anguleux, pointus, librement et sans être entourés d'une capsule, ou de tout autre tissu de nouvelle formation.

Les concrétions goutteuses se forment particulièrement aux mains et aux pieds; ce sont surtout les mains qui paraissent en être le siége de prédilection. Quand ces dépôts existent pendant un certain temps, le tissu cellulaire qui les entoure et les ligaments des articulations s'épaississent par l'irritation mécanique qu'ils provoquent.

Ces deux causes ont pour résultat de déformer les articulations, qui deviennent épaisses, tordues, recourbées; souvent il se forme des subluxations et des ankyloses.

Les dépôts qui se forment contre et dans les bourses de glissement, empêchent les mouvements des tendons qui deviennent fragiles. D'après le docteur Johnson[1], presque tous les cas de rupture du tendon d'Achille s'observent chez des goutteux. Quelquefois les concrétions se rapprochent de l'extérieur de la peau, à travers laquelle elles se fraient un passage pour apparaître sous l'épiderme sous forme de pointes et d'élevures blanches. Si elles se maintiennent dans cette position pendant un certain temps, l'irritation qu'elles avaient provoquée disparaît, la fente de la peau par laquelle elles avaient passé se referme derrière elles et elles finissent par être expulsées à travers une fissure de l'épiderme, sous forme de masse sèche, sans suppuration et sans autre sécrétion morbide.

Dans d'autres cas elles paraissent immédiatement sous l'épiderme comme un produit qui s'est formé dans le réseau de Malpighi; elles le traversent alors de la même façon, sans suppuration et sans laisser de cicatrice. Mais en revanche, les concrétions qui sont situées plus profondément, provoquent assez souvent par leur posi-

[1] *Lancet*, 1851.

tion, leur volume, leur forme, par suite d'une compression mécanique à laquelle ils sont exposés, etc., une irritation plus considérable des tissus qui les entourent, et il se forme un abcès.

La peau, dans ces cas, prend une coloration foncée, d'un rouge bleuâtre, l'abcès s'ouvre en dehors, et il s'en écoule un liquide purulent dans lequel on trouve des concrétions qui ont depuis le volume d'un pois jusqu'à celui d'un œuf de pigeon, ou bien, une masse liquide, épaisse, blanche, laiteuse, semblable à du mortier liquide. La cavité de l'abcès, qui a l'aspect d'un ulcère atonique, reste telle quelle, souvent pendant un temps fort long; il en sort encore, de temps en temps, une masse liquide, analogue à la première, et qui s'est détachée du tissu cellulaire environnant; puis, peu à peu, avec beaucoup de peine, et après un temps souvent fort long, cette cavité finit par se combler et se cicatriser.

J'ai traité un malade qui portait depuis des années de ces ulcères aux articulations des deux pieds. Ces ulcères laissaient passer à des intervalles assez rapprochés des concrétions d'un volume assez considérable et que le malade conservait et emportait avec lui dans une boîte, avec une analyse très-bien faite qu'il s'était procurée. La formation de ces abcès et l'expulsion des concrétions ont pour avantage de procurer une amélioration locale dans les mouvements des membres affectés; on prétend même que la durée de la suppuration a eu quelquefois pour résultat d'éloigner les intervalles des accès de goutte, mais en général ils n'ont d'autre résultat que d'épuiser le malade et d'accélérer le moment fatal.

Certains malades présentent une disposition particulière pour avoir des concrétions en masse, et cette disposition paraît même être héréditaire. On prétend qu'elles peuvent être provoquées par d'autres causes, telles que des émotions morales, une mauvaise nourriture. Je crois que ce qui contribue beaucoup à cet état, c'est une sécrétion urinaire incomplète et surtout la sécrétion incomplète ou même nulle de l'acide urique.

Dans le cas que j'ai cité plus haut, une analyse très-exacte de l'urine, faite par Neubauer, n'a donné que des traces à peine sensibles d'acide urique. On désigne ces dépôts abondants sous le nom de *goutte calcaire* ou *pierreuse*. Quand la disposition aux concrétions est très-prononcée, il s'en forme dans d'autres parties du corps, même très-éloignées du siége de la maladie, et cela souvent sans douleur sensible. Un malade m'a montré un matin sur le dos de la main un tophus du volume d'une petite fève qu'il prétendait s'être développé pendant la nuit et sans la moindre douleur. Gairdner a observé la même chose. Dans ces cas on les voit souvent apparaître sur la conque de l'oreille et sur le nez, et toujours sans douleur aucune. Il en est de même des tophus déjà existants qui augmentent de volume sans que le malade en ait conscience. Beaucoup d'auteurs ont communiqué des cas de goutte calcaire très-développée.

Gairdner rapporte le cas d'un pharmacien chez lequel tout le tissu cellulaire depuis le genou jusqu'aux orteils était tellement incrusté de concrétions, qu'on aurait dit qu'il y avait été versé du plâtre liquide qui se serait solidifié. Todd rapporte l'histoire d'un officier dont les mains ont donné issue à beaucoup de tophus, ayant la forme d'une balle, en même temps qu'il s'écoulait d'ulcères, qu'il avait aux pieds, une masse liquide, en forme de bouillie dont le poids s'élevait en moyenne pendant vingt-quatre heures à une once. Warner raconte[1] qu'à l'ouverture du corps de l'amiral Kerkeley, l'intérieur du corps ressemblait à une fosse à chaux ! ! !

Les concrétions goutteuses ont été fréquemment soumises à l'analyse chimique. La première analyse a été faite par Wollaston, en 1787, après lui viennent celles de Laugier, de Wurzer, de Lehmann et d'autres chimistes. Toutes s'accordent sur ce point que ces concrétions sont composées en majeure partie d'urates et surtout d'urate de soude, de manière que nous pouvons accepter ce résultat comme définitif.

Nous devons également à Scudamore une statistique sur la fréquence des concrétions goutteuses. Il les a observées 45 fois sur un nombre de 500 goutteux. Garrod trouve cette proportion trop faible, car sur 37 cas qu'il a soumis à un examen attentif il en a trouvé des traces évidentes 17 fois.

Les changements anatomo-pathologiques que ces dépôts provoquent au milieu des tissus ont été fort bien observés dans ces derniers temps. B. Brodie, Budd, Cruveilhier, Fauconneau et Dufresne ont publié des recherches à ce sujet. Les recherches récentes les plus étendues et les plus complètes sont celles de Garrod; nous donnerons ici en abrégé les résultats qu'il a obtenus, surtout puisque cet auteur fonde en partie sur eux sa théorie de l'acide urique :

1° Les concrétions goutteuses se déposent contre et même dans les cartilages des articulations, dans les ligaments qui enveloppent celles-ci, dans les tendons et leurs gaînes, sur les expansions tendineuses et les faisceaux musculaires. Cruveilhier et Dufresne ont aussi trouvé des dépôts dans la substance osseuse, mais ce cas n'est qu'accidentel et paraît en relation avec les dépôts qui se font dans la substance cartilagineuse.

---

[1] *Description complète de la goutte*, 1770.

2° Les dépôts peuvent se faire sur les surfaces articulaires des os et dans l'intérieur de la capsule articulaire sans pouvoir être sentis ni soupçonnés à l'extérieur.

3° Ces concrétions ne paraissent se développer, quand il y avait déjà une attaque de goutte, que dans les cas où il s'en développe aux parties externes, aux oreilles, etc., même sans attaque de goutte.

4° Les dépôts qui se font dans le tissu même des cartilages sont interstitiels et cristallisés, et ne provoquent pas de changement dans leur structure anatomique.

Ces recherches ont démontré la fausseté des opinions anciennes d'après lesquelles on enseignait que les concrétions goutteuses se déposent dans les os eux-mêmes, et que, par leur dépôt aussi, les cartilages pouvaient être ramollis, détruits et complétement résorbés.

L'urine, dans une attaque de goutte chronique, présente une grande différence avec celle que l'on recueille pendant une attaque normale; cette différence est d'autant plus grande que la manifestation locale et la fièvre ont été moins prononcées. Dans le premier cas elle est plus abondante, très-souvent en quantité normale, pâle, et dépose rarement. D'après l'observation générale elle diffère à peine de l'urine du sujet pendant les intervalles des attaques, seulement pendant l'attaque même, elle se ressent du régime qu'observe le malade et des médicaments qu'on lui administre. Nous nous croyons donc autorisé à nous servir de l'analyse faite à l'état de santé entre deux attaques avec la même autorité que si c'était l'urine de l'attaque même qui aurait été analysée. Toutes les analyses exactes qu'on a faites à cette époque, et je range dans le nombre celles de Garod et celles que j'ai fait faire moi-même par Neubauer, s'accordent sur ce point, que la quantité d'acide urique est notablement diminuée, que l'urée est tantôt un peu au-dessus, tantôt un peu au-dessous de la normale, et que l'urine renferme souvent de l'albumine et du sucre. J'ai eu l'occasion de faire analyser l'urine pendant l'attaque même; voici les résultats que j'ai obtenus.

Le sujet est âgé de cinquante-deux ans, bonne corpulence, souffre de la goutte depuis treize ans à la suite de disposition héréditaire et d'une vie commerciale très-active; pendant les cinq premières années les attaques étaient régulières, puis elles sont devenues irrégulières avec formation de tophus au gros orteil droit et à la main droite, à la suite desquels les mouvements de ces parties étaient difficiles. Il avait souvent des symptômes dyspepsiques et des manifestations hémorrhoïdales. La dernière attaque avait duré plus de deux mois, depuis février jusqu'au commencement d'avril. Avant son départ on avait fait une analyse de ses urines, qui, à la fin de l'attaque, avaient un poids spécifique de 1gr,013, et renfermaient d'après Becquerel 5gr,5 d'acide urique. A son arrivée chez moi, vers le milieu de juin, il fut pris d'une attaque au pied droit et à la main droite, avec des symptômes locaux modérés, les symptômes gastriques étant au contraire prononcés et sans fièvre. Le second jour on recueillit l'urine pendant vingt-quatre heures, le malade étant au repos, soumis à un régime ordinaire et buvant modérément. L'analyse qu'en fit Neubauer donna les résultats suivants:

Urine du malade.	Moyenne normale.	
Quantité d'urine, 1250 c. c.	1400	c. c.
Couleur: II. III d'après l'échelle de Vogel (blanc-jaunâtre, jaune)	—	»
Poids spécifique: 1gr,017 à 15° c. . . .	1,020	»
Réaction: faiblement acide	—	»
Acide urique, 0gr,3	0,65	»
Urée: 30gr,75	35,00	»
Sédiment, nul	—	»

Ces résultats concordent parfaitement avec les données que nous avons indiquées plus haut, savoir, que dans la goutte chronique il n'y a presque pas de différence entre l'urine prise pendant une attaque et celle que l'on recueille dans l'intervalle de deux attaques.

Outre que dans la goutte chronique il se forme des dépôts, le malade conserve après chaque nouvelle attaque un plus grand affaiblissement de toute l'économie, la faiblesse nerveuse et musculaire augmente, les symptômes du tube digestif s'aggravent, l'atonie des sécrétions augmente, toutes souffrances dont le malade ne se rétablit plus jamais complétement. En général, les attaques deviennent tantôt plus fréquentes, tantôt plus longues, de manière à se toucher peu à peu l'une l'autre, l'une venant quand l'autre n'est pas encore tout à fait passée. Elles minent de plus en plus la constitution, et la vie n'est presque plus supportable que pendant la saison chaude de l'année. Par un concours de circonstances heureuses, par un régime approprié, un bon traitement et avec une prédisposition pas trop prononcée, la maladie peut être maintenue à un degré modéré, et même guérie complétement; dans la plupart des cas cependant, par une transition insensible, elle se transforme en goutte atonique.

Une attaque de goutte atonique.

La goutte atonique est tantôt primitive, greffée sur une constitution nerveuse, ou secondaire et se développant à la suite de la goutte chronique et même quelquefois à la suite d'une attaque normale par les progrès de l'affaiblissement de l'organisme. Cette faiblesse peut provenir de la maladie elle-même ou d'autres influences débilitantes, telles qu'une affection dépressive, des excès de travail ou de régime, un traitement mal dirigé, consistant surtout en émissions sanguines exagérées, en purgatifs répétés, en abus des alcalins, à la suite d'un régime trop sévère, et enfin d'autres maladies graves, etc. Gairdner établit encore une autre distinction en ce que la faiblesse nerveuse peut être héréditaire ou acquise. Pour le dernier cas il n'a jamais vu la maladie se développer avant l'âge de quarante ans, mais quand la faiblesse nerveuse est héréditaire, elle peut se montrer même déjà pendant l'enfance. Il a en même temps fait la remarque que les enfants qui viennent au monde pendant le temps où les parents se livrent aux plus grands excès, sont particulièrement disposés à contracter la goutte atonique. Tous les auteurs qui ont écrit sur la goutte ont reconnu la difficulté qu'il y a à bien décrire cette forme, qu'on la prenne au moment de l'irritation goutteuse ou pendant les intervalles. Il est très-difficile, en effet, de trouver et de suivre exactement le fil conducteur dans le labyrinthe de ses manifestations multiples et protéiformes. Il y a peu d'états pathologiques qu'on n'ait pas tenté de ranger comme pouvant être sous l'influence de la goutte atonique. On est évidemment allé trop loin à ce sujet, cela est hors de doute; mais quand Garrod prétend que ce sont surtout les médecins du continent qui sont tombés dans l'exagération, il se trompe. Nous avons en général l'habitude de reconnaître comme nos maîtres en fait de goutte, Messieurs nos collégues qui habitent de l'autre côté du détroit. En effet, c'est chez eux que la maladie a établi son domicile de prédilection, elle est un apanage héréditaire de la nation, et par conséquent elle offre à leurs médecins un vaste champ d'observations. C'est par eux et surtout par leurs autorités les plus célèbres comme B. Brodie, Gairdner, Prout et autres, que nous avons appris, et cela peut être très-vrai chez eux, que la goutte se présente si souvent avec ses formes irrégulières et qu'elle est si souvent méconnue. B. Brodie dit: « Un grand nombre de malades qu'on croit souffrants « d'affections locales, sont en réalité sous l'influence du poison « goutteux qui circule dans leur corps, quoiqu'ils ne présentent

« aucun symptôme de ce que l'on appelle ordinairement la goutte. »

Voici ce que dit Gairdner. « Je suis persuadé que souvent la « goutte est complétement développée chez un individu sans qu'il « s'en aperçoive jamais par une manifestation locale, et je suis per- « suadé encore que la diathèse scrophuleuse n'est pas plus fré- « quente que la diathèse goutteuse. »

On comprend facilement qu'après de telles autorités les méde- cins anglais soient très-disposés à regarder comme goutteuse toute affection chronique tant soit peu obscure. La cause de ces doutes et de ces méprises faciles gît dans le manque absolu où nous nous trouvons d'un signe pathognomonique quelconque de la goutte atonique. Dans les cas où elle se développe à la suite de goutte normale ou chronique, le diagnostic est facilité par la pré- sence même de ces attaques, qui permettent d'attribuer les in- fluences débilitantes à une cause connue et appréciable.

Mais quand la maladie est primitive, tout point de départ nous manque pour établir un diagnostic précis, et nous sommes réduits à nous borner à des suppositions, en cherchant à attribuer la ma- ladie à des dispositions héréditaires, ou à d'autres causes débili- tantes antérieures. Dans ces derniers temps, Garrod a proposé comme moyen de diagnostic l'analyse du sang pour voir s'il contien- drait un excès d'acide urique. Mais si nous voulions nous appuyer là-dessus nous serions obligés de regarder comme goutteuses bien d'autres affections, telles qu'affections du foie, troubles de la di- gestion, affections du cœur, hystérie, maladies qui n'ont aucun rapport avec la goutte, et par contre nous nous exposerions à sou- vent méconnaître la goutte là où elle existe en effet; car, comme nous le démontrerons plus loin, il est fort douteux que dans la goutte atonique l'acide urique soit toujours en excès.

Quoi qu'il en soit, ce signe peut, dans certains cas, et quand nous manquons d'autres moyens de diagnostic, avoir une certaine valeur pratique.

La goutte atonique se différencie des autres formes par l'absence de prodromes, quand la maladie est franchement constitutionnelle, par la variabilité du siége de la périphérie vers les centres, par une recrudescence anormale des symptômes réguliers et l'appa- rition de symptômes étrangers, par le défaut complet de réaction vasculaire locale et générale, par l'interruption de la marche na- turelle, par le progrès de l'affaiblissement et par sa transition dans d'autres maladies secondaires.

Les premiers signes qui annoncent le passage de l'état chronique àl'état atonique, consistent dans un changement fréquent du siége, dans une marche irrégulière et trop courte. L'irritation goutteuse se montre à un endroit et passe rapidement, souvent déjà après quelques heures, à un autre endroit et même à un troisième, d'où elle disparaît également sans qu'il se soit produit à aucun de ces endroits des phénomènes secondaires tels que chaleur, rougeur, gonflement. Tandis que les symptômes de cette affection constitutionnelle, qu'elle soit primitive ou secondaire, sont très-accusés, il y a toujours absence complète de prodromes qui annonceraient l'attaque. Celle-ci paraît sous l'influence de causes occasionnelles insignifiantes ou même sans cause appréciable; elle disparaît de même, pour reparaître après un intervalle indéterminé, sous la même forme ou sous une forme différente. La douleur est ordinairement très-violente et constitue souvent le seul symptôme. La sensibilité à la pression de la partie attaquée n'est pas à comparer à celle qui existe dans une attaque normale; la pression ici est peu douloureuse, très-souvent elle n'est pas douloureuse du tout, preuve que l'irritation est centrale et que l'attaque se rapproche davantage d'une névralgie simple.

Quelquefois on dirait que l'attaque veut se fixer: la douleur devient plus durable, la rougeur commence à se montrer; mais bientôt tout disparaît sans qu'on sache pourquoi. La réaction générale ne se communique plus au système vasculaire, par contre les systèmes nerveux cérébral et abdominal sont excités, il se montre de l'insomnie, de l'exaltation, de la surexcitation de l'imagination, de la peur, de la colère, une dyspepsie tenace et une activité exagérée des organes sécrétoires. Les selles sont rarement paresseuses, il y a plus souvent de la tendance à la diarrhée; la peau est souvent moite et flasque, la sécrétion urinaire subit des variations considérables: tantôt elle est peu abondante et épaisse, d'autres fois copieuse et pâle, tantôt elle est normale, tantôt elle laisse déposer des sédiments, ou bien il n'y en a pas, et en général elle ne présente aucune différence avec l'urine que l'on observe pendant les intervalles des attaques. Sa réaction est quelquefois alcaline, et les dépôts blanchâtres qu'elle présente parfois sont, d'après Gairdner et Bence Jones, principalement composés de phosphates terreux.

A peine le malade espère-t-il être débarrassé de la douleur, qu'elle revient à la plus légère cause et même sans cause aucune. Un léger courant d'air, un changement de température, un changement de direction du vent, une légère émotion morale ou sensitive, l'usage d'aliments ordinairement regardés comme très-innocents, le plus faible ébranlement du corps, même l'attouchement de certains métaux, un rien, enfin, suffit pour faire revenir la douleur.

Après ces expériences désolantes que fait le sujet, il devient de plus en plus anxieux, il se décourage complétement et finit par se réfugier dans un isolement complet en évitant avec soin le contact du monde et de ses semblables.

Quand nous traiterons de la diathèse goutteuse de cette période, nous nous occuperons aussi de l'état du foie et des reins ainsi que des analyses de l'urine qu'on a faites à cet effet.

Dans beaucoup de cas la maladie se maintient à peu près à cet état jusqu'à la période finale, d'autres fois l'irritation goutteuse se transporte de la périphérie vers les organes centraux. L'attaque de goutte a en général, même dans sa forme normale, une grande tendance à la métastase. Il suffit que pendant une attaque le malade soit soumis à une influence fortement débilitante, soit générale, soit localement dans les parties déjà affectées, pour qu'il soit exposé à ce que la goutte abandonne les parties qu'elle a envahies et se jette sur les organes internes, métastases qui menacent en général sérieusement la vie du malade. Plus, en général, cette influence pathologique extérieure est forte dans ce cas, moins il est nécessaire que les nerfs soient déjà débilités pour provoquer le déplacement; si, au contraire, cette influence est peu puissante, et que cependant la métastase se montre souvent et avec beaucoup de facilité, alors la goutte a beaucoup de tendance à devenir atonique. Du reste, ces influences extérieures qui agissent pendant une attaque ont souvent pour résultat de faire passer directement la forme normale en forme atonique. J'ai vu des exemples où, à la suite d'une seule métastase, sous l'influence de circonstances extérieures nuisibles et très-prononcées, la maladie a pris la forme atonique et l'a gardée.

Dans la goutte atonique il n'est pas nécessaire qu'il y ait une cause de répercussion, la métastase est la suite de la faiblesse elle-même du système nerveux de l'individu. Dans d'autres cas l'irritation goutteuse ne se montre pas à la périphérie, elle apparaît d'emblée par une affection des organes internes, et ce n'est que secondairement qu'elle se montre alors parfois à la surface. A l'école on désigne ces différentes formes sous le nom de *goutte métastatique*, de *goutte rétrograde*, de *goutte retenue* ou *interne*.

La goutte interne se jette tantôt sur les organes qui sont déjà sous l'influence maladive de la diathèse goutteuse, et qui sont en général en connexion plus intime avec elle; d'autres fois elle affecte des organes isolés qui sont déjà affaiblis. Ils présentent en général le caractère commun d'une affection du système nerveux ; dans les degrés peu prononcés ils offrent le caractère d'une irritation; dans les degrés plus prononcés au contraire, le caractère de la dépression du système nerveux.

Voici les formes principales sous lesquelles elle se présente :

1° *L'attaque de goutte de l'estomac.* Elle débute en général par une crampe subite, violente, accompagnée d'un sentiment de chaleur, de pyrosis, de malaise, de vomissements, de hoquet et de syncope. Les matières vomies ont une forte odeur, elles sont mélangées de mucosités et quelquefois de sang, qui leur donne dans ce dernier cas une couleur noirâtre, semblable à du marc de café, comme on l'observe dans le meläena. Il s'y joint une douleur dans le bas-ventre, de la flatulence et de la constipation ou de la diarrhée. Ces symptômes disparaissent quelquefois pour reparaître peu après; ou bien l'irritation se jette sur la périphérie pour revenir de là sur l'estomac. Ce qu'on n'observe jamais au même degré quand c'est un autre organe qui est le siége de l'irritation goutteuse.

Gairdner a souvent observé une autre forme de goutte de l'estomac, qui est en général assez rare; dans cette forme le symptôme principal consiste en un hoquet qui dure pendant vingt-quatre heures, et qui la plupart du temps est accompagné de suppression subite de la sécrétion urinaire.

2° *Goutte de la tête.* Nous distinguons de la métastase de la goutte atonique vers la tête, la forme dans laquelle ce sont les parties fibreuses des membranes internes et externes de la tête qui sont entreprises, forme qui appartient à la goutte chronique et qui peut quelquefois provoquer l'inflammation du cerveau ou une apoplexie, par la pression que les concrétions exercent sur cet organe.

La métastase de la goutte atonique sur le cerveau cause souvent ces sortes d'apoplexies, dans lesquelles, à l'autopsie, on recherche en vain un épanchement sanguin ou toute autre lésion matérielle. Schœnlein, qui a eu souvent l'occasion d'observer de ces morts subites, les attribue à une paralysie dynamique du cerveau, que l'on appelle en général une apoplexie nerveuse.

Quand la marche est moins rapide, la maladie débute par une céphalalgie violente, accompagnée de vertiges et d'aberrations des sens, céphalalgie qui se transforme peu à peu en étourdissement, en somnolence, et finit par présenter tous les autres symptômes de la compression cérébrale.

3° *Goutte du cœur.* Elle débute par une crampe violente qui resserre le côté gauche de la poitrine et provoque souvent une syncope profonde et même la mort. Dans les cas moins violents, cette crampe se transforme en palpitations irrégulières, violentes, du cœur, avec un sentiment obscur de compression de la région thoracique latérale gauche, le tout accompagné de dyspnée et de toux convulsive fatigantes. Cet état peut durer pendant plusieurs jours.

4° *Goutte des poumons.* Quand la métastase de la goutte se fait sur les poumons, il en résulte fréquemment une paralysie de ces organes, qui entraîne une mort rapide. Dans les cas moins prononcés on ne constate que de l'asthme à ses divers degrés.

5° *Goutte de la moelle épinière.* D'après Craves la goutte se jette fréquemment sur la moelle épinière. Les symptômes qui caractérisent cet état seraient selon lui une paralysie subite ou progressive. Dans les cas où il y a eu paralysie subite, Graves n'a jamais trouvé à l'autopsie de lésion matérielle, et alors on aurait pour la moelle épinière un état analogue à l'apoplexie nerveuse du cerveau. Quand, au contraire, la paralysie était progressive, il a toujours observé du ramollissement.

Les autres auteurs qui ont écrit sur la goutte font peu mention de cette métastase. J'ai moi-même observé deux cas de paralysie subite, mais qui ont guéri tous les deux et m'ont paru n'être que des paralysies réflexes.

Nous rappellerons encore ici que ces affections de la moelle épinière sont assez souvent le résultat de l'irritation périodique, ou de la compression qu'exercent sur la moelle des concrétions goutteuses déposées dans la colonne vertébrale. Albert a publié plusieurs cas de cette espèce.

Gairdner rend attentif à la circonstance suivante: savoir que la goutte se jette quelquefois en même temps sur l'estomac, le diaphragme et les poumons, ce qui est évidemment une preuve que c'est le nerf vague ou ses principaux filets qui sont soumis à l'influence de la goutte. Quelquefois l'attaque se jette sur le foie, le canal intestinal, les reins, plus rarement sur des organes des sens ou des branches nerveuses isolés; dans ce cas, les symptômes principaux sont toujours la douleur et des crampes.

Graves a donné la description d'une irritation goutteuse des racines des dents qui forçait le malade à grincer continuellement.

Chez les femmes qui ont de la prédisposition à la goutte atonique, c'est l'utérus qui est souvent le siége de l'attaque; il en résulte tantôt de violentes crampes utérines, tantôt des hémorrhagies abondantes.

Les attaques de goutte atonique ont pour résultat constant de détériorer de plus en plus la constitution, et de la détraquer enfin complétement.

La répétition de l'irritation goutteuse laisse les organes isolés dans un état d'irritation nerveuse, accompagnée de stase veineuse, qui, avec le concours de l'altération des humeurs, donne très-souvent naissance à des affections organiques. Ce n'est que très-rarement et à la suite d'un concours de circonstances et d'influences excessivement favorables qu'on peut obtenir la guérison.

DIATHÈSE GOUTTEUSE.

L'attaque de goutte est une maladie locale, mais néanmoins elle a en général pour fond une affection constitutionnelle qu'on a coutume d'appeler *diathèse goutteuse*. La diathèse goutteuse est bien déjà par elle-même une maladie, mais de plus elle est encore une forte prédisposition pour une autre, l'attaque de goutte qui, par sa nature et ses symptômes, présente beaucoup de différences avec elle. On ne peut donc pas regarder l'attaque comme l'expression du degré le plus avancé du développement de la diathèse ; mais sous l'influence de cette diathèse il se forme ce que nous regarderons provisoirement comme une disposition particulière des nerfs vers l'atonie, qui, sous l'influence de causes internes ou externes, donne naissance à une forme de maladie nouvelle spécifique, représentée par l'attaque de goutte. La diathèse goutteuse elle-même repose sur une prédisposition sous laquelle nous comprenons cette disposition particulière de la constitution à développer, sous l'influence de circonstances irritantes extérieures, ou de hâter le développement du stade physiologique de la diathèse goutteuse et donner ainsi naissance à l'attaque.

Pour éviter tout malentendu, nous répétons ici que, par prédisposition goutteuse, nous comprenons l'état latent, et, par diathèse goutteuse la disposition arrivée à son développement parfait et se montrant déjà d'une manière sensible au dehors.

La diathèse goutteuse se montre dans les différentes périodes de sa durée sous des manifestations très-variées, variations qui sont causées par les progrès de l'âge du sujet, soit par la continuation d'influences nuisibles, extérieures, soit par l'influence débilitante de la diathèse elle-même ou de l'attaque de goutte.

1° *La diathèse goutteuse avant et pendant les attaques aiguës.*

Les symptômes qui annonceraient le développement de la diathèse goutteuse sont d'habitude très-peu prononcés, ils sont même négligés en général à tel point, vu leur peu d'importance, que presque toujours le malade prétend avoir été surpris par la maladie en pleine santé et sans que rien lui en eût pu faire soupçonner l'approche.

Mais lorsqu'on insiste et qu'on appelle son attention sur certains symptômes, il est rare qu'il ne se souvienne pas alors de quelques légers prodromes auxquels il n'avait accordé aucune importance.

D'après Capland ces manifestations prodromales ne manquent jamais complétement. Mais les auteurs sont loin d'être d'accord sur le groupe de symptômes qui se manifesterait en premier lieu. Les uns, avec Sydenham et Cullen, veulent que ce soient toujours les symptômes dyspeptiques qui priment les autres; mais une observation sévère fait voir qu'ils ne sont de loin pas aussi fréquents que dans les stades ultérieurs, et qu'ils ne se présentent surtout que quand il y a prédisposition héréditaire et tendance vers la goutte atonique. D'après Gairdner ce seraient les manifestations de diminution du ton du cœur qui primeraient toutes les autres, et se traduiraient au dehors par des palpitations, des mouvements tumultueux, des demi-syncopes, et principalement par une douleur sourde dans le côté gauche de la poitrine, avec difficulté pour le malade de se coucher sur ce côté. Beaucoup de patients n'accordent aucune attention à ces symptômes ou les oublient très-vite, d'autres, au contraire, en deviennent inquiets et craignent souvent d'être affectés d'une maladie organique du cœur.

D'après Garrod, c'est le pyrosis et l'acidité de l'estomac qui seraient les premiers symptômes. Après de nombreuses recherches j'ai trouvé que les manifestations qui se produisent le plus souvent en premier lieu sont: un dérangement de l'appétit, l'augmentation de l'embonpoint, joints à des symptômes d'atonie et d'irritabilité.

Très-fréquemment les symptômes se produisent et se suivent dans l'ordre que voici:

Le malade observe tout d'abord un changement dans son appétit qui est augmenté, et à peine l'a-t-il satisfait qu'il éprouve de nouveau un sentiment de vide dans la région épigastrique; il en résulte qu'il ingère plus d'aliments que d'habitude, et par suite bientôt il prend de l'embonpoint, surtout dans le bas-ventre. Après un temps plus ou moins long la quantité considérable d'aliments qu'il ingère commence à fatiguer son estomac, les digestions deviennent difficiles, il a des flatulences, des renvois acides, la tête se prend et devient lourde après les repas. A cela se joint bientôt une autre série de phénomènes: les selles deviennent paresseuses, les fèces sont tantôt noirâtres, tantôt d'un jaune grisâtre; l'activité de la peau est diminuée ainsi que celle des reins; il y a des troubles de la circulation avec irrégularité des mouvements du cœur; des douleurs fugaces dans les membres avec une grande impressionnabilité pour les influences extérieures; une irritabilité nerveuse, de l'altération dans le moral avec un sommeil lourd qui est troublé par des rêves pénibles.

Dans d'autres cas la scène s'ouvre par une altération du caractère qui devient irritable, et par des sensations douloureuses périphériques; chez d'autres par des symptômes de pléthore, ou par des troubles dans les fonctions de la peau ou dans la sécrétion urinaire. Les personnes qui sont déjà affectées d'une faiblesse locale ou qui ont eu d'autres maladies, ressentent des symptômes qui leur font croire à un retour de la maladie passée ou à l'approche d'une nouvelle maladie qui menacerait la partie affectée antérieurement. Chez les personnes qui ont eu des catarrhes ou qui portent une irritabilité habituelle des bronches, il se montre de la toux; quand il y a eu des flux gonorrhéiques de la muqueuse uréthrale et vésicale, ces flux reviennent; après une affection hépatique il survient de nouveau de la congestion du foie avec gonflement et teinte ictérique; chez les personnes scrophuleuses on observe un retour de gonflement des glandes. Le cal d'une fracture guérie redevient douloureux; il se montre encore des douleurs déchirantes, lancinantes, pungitives dans les yeux, les oreilles, les dents, les cors aux pieds, etc.

De même que nous voyons dans certains cas revenir des manifestations d'affections qui étaient guéries, de même dans d'autres nous voyons, au contraire, disparaître des phénomènes morbides qui existaient depuis longtemps; c'est ainsi que nous voyons cesser des flux hémorrhagiques habituels, disparaître des tendances à la diarrhée et aux flux muqueux abondants, des sueurs profuses des pieds, etc.

D'après ce que nous venons de dire il ressort de toute évidence que les symptômes prodromiques de la diathèse goutteuse sont fortement influencés par l'individualité de chaque sujet.

Les changements qui se manifestent dans la sécrétion urinaire méritent une attention toute particulière. Dans beaucoup de cas de goutte héridilaire ils sont souvent le premier symptôme de la diathèse qui se développe. Les changements qui tombent les premiers sous les yeux sont la fréquence et l'augmentation des sédiments d'acide urique. Ils se forment rapidement dès que l'urine se refroidit et sont colorés tantôt en rouge brique, tantôt en jaune pâle. Quoiqu'on ait cherché à donner à ces dépôts, quand ils se montrent au commencement de la maladie, une grande valeur pathognomonique, et qu'on ait appelé cette urine: *urine goutteuse*, ils n'ont pas l'importance qu'on leur a attribué; d'abord, parce qu'ils ne sont pas un symptôme constant, car ils disparaissent et reparaissent en même temps que d'autres symptômes, avec ou sans l'action d'influences nuisibles extérieures. Nous avons déjà réfuté plus haut l'opinion qui voulait qu'ils soient la preuve d'une sécrétion plus abondante d'acide urique.

En général, les symptômes de la diathèse goutteuse vont en augmentant jusqu'à ce que l'attaque se produise. Après l'attaque le malade se trouve très-souvent beaucoup mieux qu'avant, tous les symptômes morbides ont disparu, toutes les fonctions s'exécutent avec une harmonie parfaite. Après un intervalle plus ou moins long les symptômes de la diathèse reparaissent dans le même ordre et avec la même marche que la première fois, et vont de nouveau en augmentant jusqu'à l'explosion d'une nouvelle attaque.

On observe en général que la seconde attaque se produit plus facilement que la première, même sans causes occasionnelles. Peu à peu la maladie prend un type régulier qui est déterminé par l'individualité du sujet et qui est formé d'attaques rhythmiques.

La sécrétion urinaire montre aussi, pendant les intervalles des attaques aiguës, les mêmes variations et les mêmes oscillations, comme nous l'avons fait voir plus haut. Quant à sa composition chimique, nous possédons six analyses de Garrod, analyses qui ont été faites la plupart du troisième au cinquième jour. Toutes ces analyses ont montré une diminution notable de la quantité d'acide urique qui, le plus souvent, est au-dessous de la moitié de la moyenne ordinaire.

Nous nous croyons donc autorisé de conclure, d'après les manifestations qui précèdent la première attaque, que dans cette période aussi la quantité d'acide urique de l'urine est diminuée. Garrod se croit en droit d'admettre que déjà dans cette période initiale les reins ont perdu la faculté de séparer du sang la totalité d'acide urique. Dans tous les cas, avec les oscillations qu'on observe dans ces manifestations, on ne saurait affirmer positivement que cette diminution soit constante.

Les changements qu'on observe dans la composition du sang, lors de la diathèse goutteuse, sont de la plus haute importance. Dans une maladie qui ébranle si profondément la vie végétative, dans laquelle la digestion, l'assimilation, la nutrition et toutes les fonctions sécrétoires en général sont plus ou moins altérées, le sang doit nécessairement éprouver des altérations dans sa composition physique et chimique.

De tout temps le sang a attiré l'attention des médecins dans la goutte, et cela d'autant plus que c'est dans son mélange avec le poison goutteux qu'on plaçait la cause prochaine de la maladie.

Quand la chimie organique n'existait pas encore, et pendant qu'elle était dans l'enfance, on a bâti les hypothèses les plus singulières sur les changements qu'on supposait avoir éprouvés par le sang dans sa composition. Tantôt il renfermait un excès de mucosité, tantôt un excès de bile; d'autres fois il y avait défaut d'alcalis, d'autres fois encore il contenait de l'acide lactique ou un excès d'albumine ou de globuline, tous mélanges qui en altéraient la composition et provoquaient la goutte. Les progrès de la chimie analytique ont fini par jeter leur lumière au milieu de ce chaos, et grâce à eux on a pu déterminer les changements réels qui se produisent dans la composition du sang, et réduire à néant tout ce qui n'était qu'hypothèses ou erreur. C'est à Garrod avant tous les autres qu'on doit la découverte de la présence d'un excès d'acide urique dans le sang des goutteux comme manifestation constante, ce sont ses analyses qui ont mis ce fait hors de doute. Quoi qu'il en soit, il est toujours digne de remarque que, dans leurs recherches pour découvrir le *materia peccans* quelques anciens médecins, comme M. Forbes en Angleterre, et Jahn en Allemagne, avaient déjà depuis longtemps prétendu que c'est la présence de l'acide urique dans le sang qui est la cause de la goutte.

Je ne puis m'empêcher de reproduire ici au complet les belles recherches de Garrod. D'abord parce qu'elles eurent pour résultat une des découvertes les plus importantes pour l'histoire de la goutte, en second lieu, parce que peut-être quelques-uns de mes confrères se trouveront tentés de répéter ces expériences.

La première recherche se fit sur le sang d'un sujet atteint de goutte aiguë. Le gâteau était ferme et dur, la sérosité claire, à réaction alcaline, d'un poids spécifique de 1gr,028. On dessécha 1000 grains de ce gâteau au bain-marie, puis il fut réduit en poudre, bouilli dans de l'alcool rectifié pour enlever les éléments qui auraient pu induire en erreur, et enfin traité par de l'eau distillée bouillante.

Si on prend quelques gouttes de cette solution, et si, après y avoir ajouté un peu d'acide nitrique, on l'évapore presque jusqu'à siccité et qu'à ce moment on l'expose à des vapeurs ammoniacales, la présence de l'acide urique se décèle par la belle coloration pourpre du murexide. Quand le liquide a atteint une consistance sirupeuse encore un peu liquide, si on y ajoute alors quelques gouttes d'acide chlorhydrique, il se forme au bout de quelques heures des cristaux d'acide urique avec leur forme caractéristique. En traitant 1000 grammes de sérum de ce même sang de la même manière, mais sans y ajouter de l'acide chlorhydrique, et en laissant reposer pendant quelques heures cette solution, après l'avoir concentrée, il se montre de nombreux groupes de cristaux, tant à la surface du liquide que sur les parois du vase. Ces cristaux sont composés d'urate de soude, et forment par l'addition d'un acide plus fort les cristaux rhomboïdes de l'acide urique; ces cristaux réduits en cendres ont une réaction alcaline, ils sont solubles dans l'eau et ne présentent aucun changement par la réaction avec la potasse.

Après avoir renouvelé ces expériences sur d'autres malades avec les mêmes résultats, Garrod les publia dans les *Transactions de la Société médico-chirurgicale* en 1848, et en tira la conclusion suivante : que le sang des goutteux renferme toujours de l'acide urique sous forme d'urate de soude, dont on peut toujours extraire l'acide sous forme de cristaux. Depuis cette époque Garrod a multiplié ses expériences, et plus de cent cas qu'il a analysés lui ont toujours donné les mêmes résultats, mais en lui faisant constater de plus, que l'urate de soude renfermé dans le sang des goutteux s'y trouve en quantité anormale, tandis que le sang, même chez une personne bien portante, renferme toujours de l'urée. Il s'est efforcé encore de déterminer cette quantité d'acide urique : il a trouvé dans un cas, sur 1000 grammes de sérum 0gr,05 d'acide urique, dans un second cas 0gr,025, dans un troisième 0gr,030, enfin un quatrième cas lui a donné 0gr,175.

Garrod croit que ces quantités ne sont qu'approximatives et toujours au-dessous de la quantité réelle que contient le sang, car, pour différentes raisons, il y a inévitablement toujours des pertes considérables dont il faut tenir compte.

Comme le procédé dont nous venons de parler présente de grandes difficultés dans son application, surtout pour l'analyse quantitative, Garrod en a inventé un autre qui est très-ingénieux, et permet de constater très-facilement un excès d'acide urique dans le sang ; il s'en sert depuis huit ans avec beaucoup d'avantage. Outre que son application est très-facile, ce procédé a encore le grand avantage de ne demander qu'une petite quantité de sang pour l'expérimentation. Il l'appelle *la recherche de l'acide urique par le procédé du fil* (*uric acid thread experiment*), et voici comment il procède :

Il verse dans un verre plat d'un diamètre de trois pouces, sur un tiers de pouce de profondeur, une à deux drachmes de sérum du sang, puis il y ajoute de l'acide acétique d'une force moyenne dans la proportion de 6 grains d'acide pour une drachme de sérum ; cette addition provoque d'habitude le développement de quelques bulles de gaz. Quand cette solution est bien mélangée, il y met un fil fin de la longueur d'un pouce, et provenant d'un morceau de damas non lavé, ou tout autre fil de lin, et il enfonce ce fil jusqu'au fond, soit avec une petite baguette, soit avec une sonde, etc. Il expose alors le verre dans un endroit dont la température est modérément chaude, jusqu'à ce que le sérum se soit presque desséché par l'évaporation, ce qui demande en général de vingt-quatre à quarante-huit heures, selon le degré de température et de sécheresse de l'atmosphère.

Si le sérum contient une certaine quantité d'acide urique, celui-ci se cristallise, et ses cristaux sont attirés vers le fil et s'y déposent de la même manière que le sucre-candi. Pour les bien distinguer il est nécessaire de mettre le fil sur le champ d'un microscope avec grossissement de cinquante à soixante fois. Cette cristallisation de l'acide urique se fait sous forme de rhombes, dont le volume varie suivant la rapidité avec laquelle le sérum s'est desséché, et suivant la quantité d'acide urique qu'il contenait.

Pour que l'expérience réussisse il est nécessaire de prendre quelques précautions que voici:

1° Le verre doit être large et plat; les verres de montre ordinaires sont trop petits, ils exposent trop à ce qu'on verse le liquide.

2° L'acide acétique ne doit être ni trop fort ni trop faible. L'acide concentré forme quelquefois une masse gélatineuse avec l'albumine du sérum et il en résulte des flocons ; un acide trop faible augmente outre mesure et sans nécessité la quantité de liquide. Garrod croit, d'après l'expérience qu'il a acquise, que le meilleur acide est celui qui pèse 30 degrés.

3° Les qualités du fil qu'on emploie ont leur importance. Quand il est composé d'une substance trop lisse, quand c'est par exemple un cheveu qu'on emploie, ou un fil métallique, il n'attire qu'incomplétement les cristaux; quand au contraire le fil présente trop de filaments, ou que ceux-ci sont trop longs, et l'acide urique en petite quantité, les cristaux sont trop dispersés et il s'en montre alors trop peu sur le champ du microscope. Pendant tout le temps de la dessiccation le verre ne doit éprouver aucun mouvement, sans quoi les cristaux se sépareraient du fil.

4° La température aussi mérite une certaine attention. Quand le sérum s'évapore à une température élevée, à 75° F, par exemple et au-dessus, le sérum se dessèche trop vite et la cristallisation n'a pas le temps de se faire. La meilleure c'est la température ordinaire d'une chambre habitée. Mais il faut dans ces cas empêcher que la poussière ne tombe dans le verre.

5° Quand le sérum se dessèche par trop, avant qu'on examine les cristaux, la surface se recouvre d'une pellicule blanchâtre composée de phosphates en forme de panaches, ce qui empêche de distinguer nettement le fil. Mais en ajoutant quelques gouttes d'eau au moment de soumettre le résidu à l'observation du microscope, on peut écarter cette pellicule.

Il est prudent de remplir autant que possible deux ou plusieurs verres du même sérum, le sang doit être pris tout frais au sortir de la veine, ou au moins avant qu'il ait éprouvé aucune altération ni décomposition. Car, quand l'acide urique est en présence de matières animales, il se décompose très-vite.

Le sérum d'un sang non malade, et de même le sérum provenant de personnes malades, quoique renfermant des traces d'acide urique, ne fournit aucune preuve de la présence de cet acide par le procédé du fil, et c'est précisément ce défaut de ne pas être un procédé très-délicat qui lui a valu la préférence de Garrod. Ce médecin chercha à déterminer par une suite d'expériences quelle est la quantité d'acide urique qui doit se trouver dans le sang pour pouvoir être appréciée par ce procédé. Il a pour cela ajouté des quantités déterminées d'urate de soude à du sérum provenant de personnes bien portantes, dans lequel sérum il parvenait à peine à découvrir des traces d'acide par son procédé, et voici les résultats qu'il a obtenus :

1° Sérum additionné d'acide urique dans la proportion de 0gr,010 sur 1000 grammes, point de traces d'acide urique.

2° Sérum contenant 0gr,020 sur 1000 grammes, point de cristaux.

3° Sérum contenant 0gr,025 sur 1000 grammes, deux ou trois cristaux sur le fil.

4° Sérum contenant 0gr,030 sur 1000 grammes, peu de cristaux.

5° Sérum contenant 0gr,040 sur 1000 grammes, quelques cristaux.

6° Sérum contenant 0gr,050 sur 1000 grammes, un dépôt modéré de cristaux.

7° Sérum contenant 0gr,060 sur 1000 grammes, le fil est passablement recouvert de cristaux.

8° Sérum contenant 0gr,080 sur 1000 grammes, très-nombreux cristaux sur le fil.

9° Sérum contenant 0gr,100 sur 1000 grammes, abondance de cristaux plus nombreux qu'on ne les trouve d'habitude.

10° Sérum contenant 0gr,200 sur 1000 grammes, le fil est complétement recouvert d'acide urique et on voit de plus de nombreux cristaux disséminés dans le sérum.

Il résulte de cela qu'à 1000 grammes de sérum il faut ajouter 0gr,025 d'acide urique pour que l'expérience du fil donne un résultat sensible. Chaque fois donc qu'il se formera des cristaux sur le fil ce sera une preuve que le sang renferme une quantité anormale d'acide urique. De nombreuses analyses quantitatives faites sur du sang de goutteux ont donné sur 1000 grammes de sérum de 0gr,045 à 0gr,175 d'acide urique.

Garrod, dans son ouvrage, donne quarante-sept expériences qu'il a faites sur autant de goutteux différents, ayant chacun son individualité bien prononcée, et dans toutes il a trouvé un excès considérable d'acide urique. Il a constaté en outre que chaque fois et partout où il se fait chez un goutteux un épanchement séreux, comme par exemple dans le péricarde ou le péritoine, le liquide épanché contient aussi un excès d'acide. Il a même constaté cet excès dans la sérosité qui se trouve sous la cloche d'un vésicatoire; et d'après lui, quand il serait imprudent de tirer du sang à un malade, on pourrait en toute sécurité employer ce moyen pour fixer le diagnostic. Mais dans ce cas il faut avoir soin de ne pas mettre l'emplâtre sur une partie qui serait le siége d'une inflammation, car celle-ci détruit l'acide urique.

Les autres éléments du sang présentent dans la goutte des variations bien moins constantes. L'élément du sang qui se rapproche tant de l'acide urique, l'urée, se trouverait aussi fréquemment en excès, d'après Garrod, mais cependant pas au même degré que dans l'albuminurie. Le docteur Budd a également trouvé un excès d'urée; il l'attribue à une décomposition de l'acide urique, en se fondant sur des causes physiologiques. Il a signalé aussi sa présence dans la sérosité du vésicatoire. L'apparition si fréquente d'œdèmes dans la période avancée de la diathèse, pourrait peut-être être rapportée à la présence de cet excès d'urée dans le sang. Les éléments constituants du sang proprement dits, tels que la fibrine, l'albumine et la globuline, présentent peu de changements. D'après Gairdner, la globuline se trouverait augmentée et la fibrine diminuée.

D'après Garrod la fibrine serait en excès pendant le moment de l'irritation goutteuse (pendant les attaques), et à peu près à l'état normal pendant les intervalles. Pendant que la goutte est aiguë, les globules sanguins sont en quantité normale, mais la quantité en diminue de plus en plus à mesure que la constitution s'affaiblit et se détériore. Dans les premiers temps le sérum ne présente aucun changement, mais plus tard, d'après Garrod, il perdrait considérablement de son poids spécifique, ce qui probablement est la suite des pertes abondantes d'albumine qui se font par les reins.

La diathèse goutteuse se présente avant et pendant les attaques régulières dans sa forme normale, mais bientôt elle en dévie de plus en plus, en partie par suite de l'affaiblissement de la constitution, en partie par suite de l'influence des attaques. Si parmi les symptômes que nous avons énumérés nous devions désigner ceux qui la caractérisent, nous dirions qu'ils consistent en un trouble nerveux avec atonie des organes de la vie végétative; dans une altération pathologique du mélange du sang qui contient un excès d'acide urique avec diminution de ce même acide dans l'urine et formation fréquente de dépôts.

2° *De la diathèse goutteuse pendant les attaques chroniques.* Elle se manifeste par une aggravation des manifestations morbides, qui durent aussi plus longtemps qu'avant, et par un affaiblissement de la constitution. Des symptômes qui jusque-là ne se montraient que d'une manière périodique avant l'attaque, deviennent permanents. Le symptôme qui prime tous les autres, c'est la dyspepsie. On s'est efforcé de poser le diagnostic différentiel de cette dyspepsie goutteuse avec les autres espèces de dyspepsies. Je ne crois pas qu'on ait trouvé des signes caractéristiques suffisants, et je suis persuadé pour mon compte que si cette dyspepsie présente quelque chose de particulier, ce quelque chose n'est pas la cause de la diathèse mais bien une de ses suites.

D'après Garrod certaines dyspepsies n'auraient pour résultat que d'empêcher la formation d'un bon chyle, sans contribuer en rien au développement de la goutte ; tandis que d'autres auraient pour résultat une formation exagérée d'acide urique, et contribueraient ainsi puissamment au développement de cette maladie. Je doute fort qu'on puisse jamais démontrer cette différence d'influence de la dyspepsie. L'acide urique est un produit de la métamorphose rétrograde des éléments, et ne peut qu'être augmenté par une mauvaise disposition de l'estomac et la formation d'un chyle défectueux. Quand la digestion est déjà faible et souffrante, tout excès de régime, quelque léger qu'il soit, devient très-sensible et se paie fort cher, et le malade est obligé de mettre le plus grand soin dans le choix de ses aliments. La paresse des organes sécréteurs devient de plus en plus constante, les obstructions veineuses, les anomalies de la circulation, surtout celles de la petite circulation, deviennent de plus en plus marquées: il y a des palpitations, des intermittences du pouls, des syncopes qui deviennent de jour en jour plus inquiétantes.

Cette dyscrasie persistante des humeurs influe d'une manière fâcheuse sur la nutrition des tissus et des organes : il se développe des gonflements du foie, des flux muqueux et hémorrhagiques. Les muscles perdent leur force et leur élasticité, les mouvements du corps deviennent pénibles, d'autant plus qu'ils sont en outre gênés par le dépôt de concrétions et par le gonflement des articulations. Le malade perd la bonne mine qu'il avait conservée jusque là, le teint devient transparent, les veines se voient très-distinctement à travers la peau, les lèvres deviennent bleuâtres, et la peau, ordinairement sèche, devient le siége d'éruptions variées telles que acné, pytiriasis, roséoles, et, d'après Gairdner, surtout d'urticaire.

En général l'urine est peu abondante, fortement colorée et sédimenteuse. L'analyse chimique fait voir une diminution constante de l'acide urique. Toutes les expériences qu'on a faites à ce sujet sont d'accord là dessus. Voici quelques cas tirés de ma pratique et où l'urine a été analysée par Neubauer.

1er *cas*. Le patient est âgé de quarante-quatre ans, il a des prédispositions héréditaires. Il y a huit ans, première attaque envahissant les gros orteils; depuis six ans, concrétions aux deux pieds et à la main gauche; la dernière attaque a eu lieu l'hiver dernier, elle a duré deux mois; depuis deux mois il y a de l'amélioration, il ne reste plus que de la sensibilité dans les pieds. Après que le malade eut été soumis pendant quelque temps à un régime ordinaire, avec abstinence de spiritueux, d'aliments acides et épicés, l'urine fut recueillie pendant vingt-quatre heures et soumise à l'analyse; elle donna les résultats suivants:

Quantité d'urine 1150 c. c.; couleur II, d'après Vogel (jaune clair); poids spécifique, 1gr,017 à 15° c.; réaction, faiblement acide; acide urique, 0gr,4; urée, 36 grammes; point de sédiment.

2e *cas*. Le malade est âgé de cinquante-six ans; première attaque, il y a dix ans; concrétions qui se sont étendues peu à peu aux deux pieds, aux mains et aux coudes.

La dernière attaque a eu lieu il y a trois mois, elle a duré six semaines. Après que le malade eut été soumis au même régime que le précédent, on recueillit son urine pendant vingt-quatre heures; elle donna:

Quantité d'urine, 1100 c. c.; couleur III, d'après Vogel (jaune); poids spécifique, 1gr,020 à 15° c.; réaction franchement acide; urée, 32 grammes; acide urique, 0gr,6; pas de sédiments.

3e *cas*. Le malade est âgé de quarante-six ans, d'une stature colossale; son grand-père a été affecté de goutte calcaire, son père de goutte atonique. Il avait commis des excès prolongés dans les plaisirs de l'amour. La première attaque s'était montrée à l'âge de vingt-cinq ans, avec une réaction locale et générale violente. La dernière attaque s'est montrée il y a trois mois. Il a des concrétions volumineuses sur les articulations des pieds, aux genoux et aux mains, avec épaississement des ligaments. Aux deux pieds il y a des ulcères dont s'écoule un liquide comme calcaire, et qui donnent passage périodiquement à des masses solides du volume d'un pois à celui d'un œuf de pigeon. Même régime que précédemment. Urine de vingt-quatre heures

Quantité d'urine, 1187 c. c.; couleur II, d'après Vogel (jaune clair); poids spécifique, 1gr,014 à 15° c.; réaction acide à peine sensible; acide urique, en quantité tellement faible qu'il était impossible de la déterminer; urée, 22gr,6.

L'urine était fortement trouble. A côté de cristaux isolés elle renfermait beaucoup de globules muqueux.

4e *cas*. Le malade est âgé de cinquante ans, prédisposition héréditaire douteuse; présente depuis vingt ans des concrétions volumineuses aux pieds et aux mains. Dans les dernières années les attaques avaient tellement empiété les unes sur les autres qu'il n'y avait plus d'intervalle entre elles; même régime. Urine recueillie pendant vingt-quatre heures:

Quantité d'urine, 1200 c. c.; couleur IV, d'après Vogel (jaune rougeâtre); poids spécifique, 1gr,014 à 15° c.; acide urique, quantité non appréciable; urée, 27gr,8; point de sédiment.

A ces analyses exactes je joindrai un grand nombre d'autres qui m'ont été remises par des malades, et surtout par des anglais, avec l'histoire de la maladie et signées d'hommes très-compétents. Quoique ces analyses n'aient pas été faites d'une manière quantitative, elles marquent toutes une diminution dans la proportion de l'acide urique. Garrod présente dix-sept cas avec des analyses faites à des jours variables; une seule fois il a trouvé 5gr,78 d'acide urique (la moyenne normale d'après Becquerel étant de 8 grammes). La fois suivante il n'a déjà plus trouvé chez le même sujet que 3gr,51, et la moyenne de toutes les analyses est de beaucoup au-dessous de un grain. Quoique la diminution soit toujours constante, on trouve cependant des oscillations très-remarquables d'un jour à l'autre.

Ranke a également communiqué deux analyses faites sur l'urine de sujets atteints de goutte chronique. Dans les deux cas on n'a trouvé que des traces d'acide urique.

Des analyses que nous venons de citer il ressort évidemment que l'urée est toujours diminuée d'une quantité sensible. Garrod croit qu'en somme sa quantité se rapproche toujours très-près de la normale, mais en restant presque toujours un peu au-dessous de celle-ci. D'après les cas que j'ai analysés, la quantité d'urine est toujours diminuée. D'après Garrod elle serait souvent augmentée. Dans beaucoup de cas aussi elle renferme de l'albumine et même, d'après Gairdner, assez souvent du sucre.

La composition chimique du sang corrobore les résultats que nous venons de donner en faisant voir qu'il y a constamment un excès d'acide urique dans le sang.

3° *De la diathèse goutteuse pendant les attaques de goutte atonique.* Les infirmités déjà existantes s'aggravent et l'état de débilité de l'organisme se prononce de plus en plus. Les symptômes morbides sont caractérisés par une souffrance plus vive du système nerveux et il se montre des maladies secondaires consécutives. Les manifestations dyspeptiques atteignent leur plus haut degré d'intensité, et les aliments, même les plus simples et les plus légers, provoquent des indigestions douloureuses. Une manifestation qui se présente très-souvent, c'est l'hypochondrie qui est décrite par Gairdner de la manière suivante :

« Le malade est tourmenté par des souffrances vagues et inexpri-
« mables de toute espèce. La douleur est l'élément le moins pé-
« nible de ces souffrances; ce qui tourmente le plus le malade c'est

« un sentiment général de malaise qui fait croire au patient que « c'est tantôt un endroit tantôt un autre qui va être malade, et le « tient ainsi dans une angoisse continuelle.

« Sa position lui inspire les idées les plus sombres, et quand « même son médecin n'appréhende aucun danger actuel, il ne s'en « prépare pas moins à une attaque subite d'une maladie grave et « n'entretient ses amis que de sa mort prochaine. Quoiqu'en géné« ral la douleur ne soit pas la partie la moins importante de ses « souffrances, elle n'en devient pas moins quelquefois très-vive. Le « malade est pris de migraine, de douleurs dans l'occiput, il a des « points de côté, de la dyspnée, une expectoration abondante de « mucosités, comme si réellement il était affecté d'asthme et de « bronchite. » Les symptômes de troubles cardiaques, tels que palpitations, intermittences du pouls, défaillances, syncopes, augmentent d'intensité et reviennent plus souvent.

L'activité des organes sécréteurs varie d'un moment à l'autre, tantôt elle est paresseuse, tantôt exagérée. D'autres fois il y a atonie complète. La nutrition souffre de plus en plus, le corps s'amaigrit, ou bien il est boursoufflé.

Les muscles s'atrophient et n'apparaissent plus quelquefois que comme des cordes qu'on sent à travers une peau flasque et molle. Les membres, affaiblis, ne supportent plus qu'avec peine le poids du corps. La marche est traînante et ne se fait plus que les jambes écartées, le haut du corps penché en avant; le malade a besoin d'un soutien qui le guide, et malgré cela au moindre obstacle il est pris d'une terreur puérile et se laisse aller sur le premier siége venu, tout épuisé et le corps couvert de sueur. Toute influence extérieure, quelque insignifiante qu'elle soit, lui devient pénible et agit sur lui d'une manière dépressive et inquiétante. Il ne se sent un peu à l'aise que pendant les mois les plus chauds de l'été, et retombe dans son déplorable état dès qu'avec l'approche de l'automne la température se rafraîchit de nouveau un peu.

La sécrétion urinaire est excessivement changeante. Les urines sont tantôt pâles, tantôt très-foncées en couleur; tantôt elles sont claires, tantôt troubles et boueuses, quelquefois elles sont rares, d'autres fois très-abondantes ; le sédiment est tantôt rougeâtre et composé d'urates, tandis que d'autres fois il est blanc et renferme des phosphates terreux. Leur réaction est souvent faiblement acide, même alcaline, et elles contiennent très-souvent de l'albumine et de sucre. Nous possédons peu d'analyses faites à cette période. Il y en a une dans Garrod, elle a été faite sur l'urine d'une femme affectée de goutte atonique et on n'y a trouvé que des traces d'acide urique. Les deux cas suivants tirés de ma pratique ont été analysés par Neubauer :

1er *cas.* Sujet âgé de trente-huit ans, prédisposition héréditaire venant de ses parents des deux côtés ; dans sa jeunesse adonné à la masturbation, et plus tard il s'est livré fréquemment au coït. Il a senti les premiers symptômes il y a neuf ans. Ils ont consisté en une douleur dans le gros orteil gauche, sans rougeur ni gonflement, douleur qui alternait avec une violente gastrodynie; depuis cette époque, et à la suite de continuation des excès vénériens, il a eu la goutte de l'estomac avec des alternances vers la périphérie. La dernière attaque s'est déclarée il y a quatre semaines. Amaigrissement, aspect anémique. Après une diète convenable, un régime simple, et des boissons prises en quantité modérée, Neubauer a analysé les urines recueillies pendant vingt-quatre heures:

Quantité d'urine, 2700 c. c.; poids spécifique, 1gr,005 à 15° c.; couleur I, d'après Vogel (jaune pâle); réaction très-faiblement acide; urée, 20gr,5; acide urique, à peine des traces appréciables; chlorure de sodium, 8gr,1; acide phosphorique, 0gr,73; total des parties solides, 32gr,5; chaux et magnésie presque nuls.

Le sédiment était composé de globules muqueux isolés, mélangés à une quantité relativement considérable de spermatozoaires.

Ce qui saute immédiatement aux yeux dans cette analyse, c'est l'énorme quantité d'urine recueillie pendant vingt-quatre heures, et qui dépasse le double de la quantité normale; c'est encore la faiblesse du poids spécifique, la diminution considérable de l'urée et de l'acide urique ainsi que la présence des spermatozoaires. Cette perte séminale était probablement la suite des excès vénériens, et je crois aussi que ce sont ces derniers qui ont été la cause occasionnelle que la goutte s'est jetée sur l'estomac. J'ai vu plusieurs cas dans lesquels, à la suite d'excès vénériens, la goutte s'était de préférence jetée sur cet organe.

2e *cas.* Le sujet est âgé de soixante-huit ans. Prédisposition héréditaire du côté du père. La première attaque s'est montrée il y a trente-deux ans, d'une manière normale, pendant les cinq ou six premières années; pendant les quinze années suivantes la goutte était devenue chronique, sans dépôts considérables. Depuis dix ans, à la suite d'affections morales très-vives et d'un chagrin durable, elle s'était jetée sur le cœur avec crampes, palpitations, syncopes. Les attaques, qui avant avaient été rares, — le sujet n'en avait que deux ou trois par an, — sont devenues plus fréquentes et presque mensuelles dans ces derniers temps. Ni Andral, qui avait souvent vu le malade, ni moi, nous n'étions capables de constater, par tous les moyens d'investigation, aucune lésion matérielle; pour tout symptôme nous ne pouvions constater que des palpitations. La dernière attaque, très-violente, s'était déclarée ici il y a trois jours, à l'arrivée du malade. Régime *ut supra.* Analyse de l'urine de vingt-quatre heures, faite par Neubauer :

Quantité d'urine, 1400 c. c.; couleur II, d'après Vogel (jaune clair), poids spécifique, 1gr,025 à 15° c.; réaction très-faiblement acide; urée, 21gr,3; acide urique, traces à peine appréciables; chlorure de sodium, 14 grammes; acide phosphorique, 1gr,39; phosphates terreux, peu; total des parties solides, 40gr,7.

Après que la diathèse goutteuse s'est maintenue en cet état pendant un temps plus ou moins long, elle se transforme, ou plutôt elle donne lieu à d'autres maladies consécutives. Celles-ci doivent être distinguées soigneusement des irritations des organes internes que nous avons décrites plus haut, comme des attaques de goutte atonique, et en second lieu des maladies survenues accidentellement à la suite d'autres causes, mais auxquelles la diathèse goutteuse imprime cependant un cachet particulier.

Les maladies consécutives goutteuses dépendent en partie de l'altération de l'influx nerveux, en partie de l'altération de la nutrition, qui est elle-même la suite de la dyscrasie du sang. Elles débutent en général par ces hyperémies veineuses qui sont si souvent la suite d'une innervation affaiblie et d'un trouble dans la circulation. Comme la répétition des attaques sur un même organe contribue puissamment à maintenir l'hyperémie de celui-ci, il est très-fréquent de voir cet organe, qui a été le siége de prédilectionde l'attaque, devenir aussi le siége de la maladie consécutive.

Les maladies accidentelles qui surviennent chez les goutteux présentent cette particularité, qu'au commencement elles sont souvent très-douloureuses, que la marche en est très-rapide, et qu'elles se terminent volontiers par des exsudats ou de la paralysie. L'expérience nous a encore appris que les inflammations, qui se développent du reste assez souvent chez des sujets goutteux, ne doivent être traitées ni par les antiphlogistiques ni en général par des moyens débilitants.

Parmi les maladies goutteuses consécutives nous ne rappellerons ici que les plus importantes et celles qui sont le plus sous l'influence de la diathèse.

1° *Concrétions dans les parties internes.* Ces concrétions se forment de préférence dans les membranes fibreuses du cœur et des troncs artériels. Quand le sang est très-dyscrasique, surtout quand il renferme beaucoup d'urate de soude, nous voyons très-souvent se former directement du plasma du sang ces concrétions sans qu'on s'aperçoive d'aucune irritation goutteuse dans l'acte général de la nutrition. A l'extérieur ces concrétions se forment de cette manière aux oreilles, au nez ou sur les tendons de certains muscles. A l'intérieur on ne les a trouvées jusqu'ici que sur les valvules et les artères coronaires du cœur, où elles donnent lieu, tantôt à cette névrose terrible qu'on appelle l'angine précordiale, tantôt à différents troubles de la circulation, à la suite desquels le sang ne se mélange plus convenablement et donne ainsi naissance à des hydropysies. D'autres fois encore ces concrétions se forment dans les troncs artériels, où elles provoquent tantôt la formation d'un anévrisme, tantôt une apoplexie avec déchirure du vaisseau, tantôt encore elles gênent la nutrition et produisent ainsi un ramollissement du parenchyme. Schœnlein a observé un cas dans lequel, à la suite d'une ossification de l'artère crurale, il s'est développé une gangrène sénile du membre.

2° *Reins goutteux.* Depuis Todd on désigne par ce nom tous les changements organiques que peuvent présenter les reins, et qu'ils présentent si souvent quand ils ont été soumis longtemps à l'influence de la diathèse goutteuse. Aucun organe n'est autant sous l'influence immédiate de la goutte que les reins, et nous avons vu plus haut quels changements considérables se montrent, et cela dès le début, dans la sécrétion de cet organe.

On n'a pas encore pu déterminer jusqu'à présent d'une manière exacte si l'atonie qui se montre si prématurément, ainsi que la parcimonie de l'excrétion, ne sont que des troubles purement fonctionnels, ou bien si l'hyperémie veineuse et la compression qui en résulte sont les phénomènes primitifs. Malgré l'avis de Garrod, qui admet la seconde hypothèse, parce que le développement goutteux du rein commence de très-bonne heure, je n'en penche pas moins à admettre la première, qui me paraît plus vraisemblable parce que tous les premiers symptômes indicateurs de la diathèse ne consistent en général que dans des troubles fonctionnels et que ce n'est que plus tard qu'on observe des lésions matérielles.

Un rein goutteux arrivé à son développement parfait présente les lésions suivantes: son aspect est froncé, il est ratatiné et atrophié, de manière à ce que souvent il ne présente plus que la moitié ou même qu'un tiers de son volume primitif, et la moitié ou deux tiers de son poids normal. La capsule est en général épaissie et sa surface granulée. La section fait voir que la diminution porte sur la substance corticale, car elle est quelquefois tellement mince que les pyramides touchent la surface. Garrod a trouvé dans quelques cas un dépôt d'urate de soude qui s'étendait dans la direction des pyramides, sous forme de raies blanches. En même temps les papilles présentaient des points blancs dans la même direction. D'après ce que nous venons de dire on voit que ce rein goutteux ne présente pas beaucoup de différence dans ses altérations avec celles qui s'observent dans la maladie de Bright. Garrod croit qu'on peut les différencier par les dépôts d'urates; cela serait vrai si ces dépôts étaient constants, ce qui malheureusement n'est pas.

On comprend encore facilement, d'après ce que nous venons de dire, que quand cette transformation morbide du rein a atteint tout son développement, il se déclare de l'albuminurie avec des manifestations hydropiques.

3° *Affection goutteuse du foie.* Après les reins c'est, de tous les organes, le foie qui est exposé le plus souvent à des congestions et qui présente des gonflements périodiques, déjà dans les premiers temps de la maladie. Malgré cela, les lésions organiques de cet organe sont plus rares qu'on ne pouvait s'y attendre, et Gairdner nous fait part de sa surprise, d'avoir si souvent trouvé le foie parfaitement sain dans les autopsies qu'il a pratiquées sur des sujets atteints de goutte. Il paraîtrait que ce n'est que par l'adjonction d'influences nuisibles extérieures, surtout d'influences climatériques ou d'autres dyscrasies, telles que la syphilis, les scrophules, l'usage du mercure etc., qu'il se forme des lésions matérielles dans cet organe. J'ai souvent rencontré ces lésions sur des anglais qui avaient été soumis à la triple influence de la diathèse goutteuse, du climat des Indes et du calomel. Les dégénérescences en elles-mêmes, telles que l'hypertrophie, l'atrophie, la cirrhose etc., ne présentent rien de particulier.

4° *Névroses goutteuses.* Elles consistent tantôt en hyperésthésies, tantôt en anesthésies. Les premières se distinguent quelquefois très-difficilement d'une attaque de goutte, et se confondent souvent avec elle. Quant à l'anesthésie, qui se présente sous forme de paralysies, elle résulte d'un défaut de nutrition, ou bien elle est la suite d'une compression qu'exercent des concrétions, ou encore un phénomène reflexe d'une maladie d'un organe interne.

5° *Dégénérescence goutteuse des muscles.* La dégénérescence graisseuse des fibres musculaires s'observe avec une fréquence extraordinaire dans la goutte atonique. Gairdner rapporte un cas très-remarquable de dégénérescence des muscles du cœur; on observe la même chose dans les muscles des extrémités. Il paraîtrait qu'il n'est pas nécessaire qu'il se présente une autre complication pour que cette dégénérescence se développe, et la diathèse goutteuse suffit à elle seule pour la produire, soit en provoquant une altération dans leur nutrition, soit en troublant leur innervation comme le croit Rokitanski.

6° *Flux muqueux goutteux.* De même que nous les trouvons au commencement, avant la première attaque, de même aussi nous trouvons à la fin de la maladie, et comme maladies consécutives, des flux muqueux des bronches, de l'urèthre, de la vessie et de la matrice.

On comprend facilement l'apparition de ces états pathologiques dans une maladie qui altère à un si haut degré la composition du sang.

7° *Hydropysie goutteuse.* L'hydropysie est la maladie consécutive qui se présente le plus fréquemment dans la goutte, et c'est ordinairement par elle que se termine le drame. Elle occupe successivement le ventre, la poitrine, le péricarde, et se transforme fréquemment en hydropysie générale. Elle procède quelquefois directement de la diathèse goutteuse, d'autres fois elle est la suite de la dégénérescence goutteuse de certains organes. Dans le premier cas elle provient de l'altération progressive du sang, d'un défaut d'innervation des vaisseaux absorbants et des organes sécréteurs; dans le second cas elle est la suite d'une maladie des reins, du foie, du cœur ou de l'utérus. Il va de soi-même que quand elle est la suite d'une dégénérescence d'un de ces organes, la première cause subsiste toujours aussi et contribue à hâter sa production. Comme maladies consécutives on observe encore des flux hémorrhagiques, des maladies de la peau, des ulcères, des dégénérescences de l'estomac, des affections de la prostate, la manie et l'épilepsie, la cataracte grise ou noire etc.; cependant, pour certaines de ces maladies, leur rapport avec la goutte n'est pas encore établi d'une manière positive. Les auteurs mentionnent souvent comme maladie consécutive la formation de graviers et de calculs. Mais la diminution constante qu'on observe dans l'acide urique, n'est pas une circonstance favorable pour le développement de ces graviers, et la certitude de cette opinion peut être d'autant mieux mise en doute, que sur 500 cas de goutte, Scudamore n'a trouvé que cinq fois des graviers ou des calculs.

CAUSES OCCASIONNELLES DE L'ATTAQUE DE GOUTTE.

L'attaque de goutte peut se montrer à la suite et rien que par le développement progressif de la diathèse goutteuse, sans qu'il soit besoin de la coopération d'autres influences irritantes extérieures que celles qui accompagnent le cours ordinaire de la vie; car l'organisme lui-même, à la suite des changements que lui imprime cette affection constitutionnelle, présente déjà toutes les conditions favorables pour le développement d'une attaque. C'est par suite des progrès de la diathèse goutteuse elle-même, et de la continuation de son processus physiologique dans l'individu, que l'attaque finit par se déclarer spontanément.

Mais ce cas est cependant le plus rare, et en général, dans la plupart des cas, l'explosion de l'attaque est hâtée par l'adjonction accidentelle d'une cause extérieure. Il est clair que plus les conditions intérieures pour sa production sont développées, et plus est proche le moment où elle se serait produite spontanément, sans la coopération d'une influence extérieure, plus facilement aussi se produira cette attaque sous l'influence de causes externes insignifiantes. Nous pouvons, jusqu'à un certain point, compter parmi une de ces causes occasionnelles habituelles la chaleur du lit, qui entre dans la plupart des cas survenant après minuit comme une cause déterminante, laquelle, pour n'être pas très-puissante en général, n'en exerce pas moins ici une certaine influence. Du reste, plus cette influence externe est puissante, plus on pourra lui attribuer d'action dans le développement de l'attaque, et plus aussi le cours normal de celle-ci en sera altéré. On peut encore donner comme fort probable qu'une irritation extérieure a de la peine à provoquer une attaque de goutte normale, tandis qu'elle provoquera très-facilement une attaque irrégulière. Dans beaucoup de cas, du reste, on observe des idiosyncrasies particulières pour certains agents irritants, qui provoquent régulièrement une attaque dès que le sujet est soumis à leur influence.

Les causes occasionnelles d'une attaque de goutte sont de nature très-différente, mais elles présentent toutes le caractère commun suivant : toutes altèrent et excitent le système nerveux d'une manière ou d'une autre. Aussi nous voyons une attaque être provoquée par des agents complétement opposés, comme la chaleur et le froid, par une nourriture trop abondante comme par l'abstinence, par des moyens constipants comme par des substances laxatives, par l'usage des spiritueux et à la suite d'une saignée etc.

Une des causes déterminantes les plus habituelles, c'est une lésion du corps par suite de compression, de coups, de tiraillements. Comme l'attaque de goutte a souvent une grande ressemblance avec une de ces lésions, il arrive assez fréquemment qu'une première attaque de goutte, surtout si elle n'a pas été annoncée par des prodromes, est regardée comme la suite naturelle de cette lésion, et est ainsi méconnue, non-seulement par des personnes étrangères à la médecine, mais même par des médecins. Outre qu'une attaque peut être provoquée par une de ces lésions mécaniques locales, elle peut l'être encore par des mouvements qui déterminent un ébranlement général du corps, tels que par un exercice à cheval violent, par l'action de sauter, de danser etc.

Une seconde cause occasionnelle qui est très-fréquente, c'est l'irritation de l'estomac par des excès de régime. Un usage immodéré, surtout d'aliments acides, épicés ou gras, et de boissons spiritueuses, contribue beaucoup à hâter l'apparition d'une attaque. Certains aliments surtout exercent souvent dans ces cas une influence nuisible particulière; ce sont en général les écrevisses, les poissons de mer, les légumes acides, les concombres, ainsi que les vins très-forts, tels que ceux de Porto et de Cherry.

Beaucoup de goutteux connaissent certains aliments qui leur sont particulièrement interdits, et parmi ces aliments il y en a souvent qui sont en général réputés très-inoffensifs. Un goutteux qui me paraît très-digne de foi m'a assuré que chaque fois qu'il prend un verre de Champagne il ressent immédiatement une attaque.

Une autre cause déterminante, qui n'est pas moins fréquente que celles dont nous venons de parler, c'est un changement brusque et considérable de la température, surtout du chaud au froid et du sec à l'humide. J'ai observé dans l'été de 1857, après un fort orage qui a beaucoup rafraîchi la température, que pendant la nuit suivante cinq de mes goutteux furent pris d'une attaque. Bœrhaave raconte qu'en Hollande, chaque fois que souffle un vent du nord un peu rude, il lui arrive de nouveaux malades pris d'une attaque.

Parmi les autres causes, nous citerons encore les influences morales, telles que la frayeur et la joie, dont l'action est souvent instantanée; de plus, les excès vénériens, les irritations de la peau; c'est pourquoi aussi il faut surveiller très-attentivement l'emploi des bains chauds excitants; citons encore les médicaments évacuants, etc. Gairdner mentionne le cas d'un malade qui ne pouvait pas prendre une demi-once d'huile de ricin sans être pris immédiatement d'une attaque.

D'autres fois les attaques sont hâtées par un changement rapide du genre de vie habituel, ainsi par le passage rapide d'une vie très-active à une vie sédentaire et *vice versâ*, par un changement de climat à la suite de voyages etc.

Les influences débilitantes méritent une mention particulière comme causes occasionnelles, car elles jettent une plus vive lumière sur le développement de la maladie que celles dont nous venons de parler. Elles se composent en général de causes relativement extérieures, telles que des maladies débilitantes, des flux hémorrhagiques, de la fièvre, de la diarrhée; d'autres fois, d'influences franchement externes, telles qu'une diète trop sévère, des émissions sanguines, des purgatifs etc. Todd a consacré un chapitre particulier à cette débilitation de l'organisme qui hâte le développement de l'attaque; Cullen et Gairdner ont fait des observations analogues.

DE LA PRÉDISPOSITION GOUTTEUSE.

Nous avons fait voir que l'attaque de goutte se développe à la suite de causes qui ont leur siége dans l'organisme lui-même. Cette prédisposition de l'organisme est déjà par elle-même un état pathologique qui est essentiellement différent de l'attaque elle-même. Si nous voulons nous rendre compte de cet état pathologique, qu'on appelle *diathèse goutteuse*, il nous faudra tout d'abord rechercher quelles sont les causes qui y donnent naissance.

La plupart des auteurs qui ont écrit sur la goutte sont d'opinion que la diathèse goutteuse ne se développe que quand il y a une prédisposition particulière. Cette opinion a son point de départ dans l'observation qu'on a faite généralement, que la maladie se forme fréquemment sans la coopération d'une de ces influences extérieures qu'on pourrait croire nécessaires pour que la maladie se développe, et que d'autre part mainte personne se trouve très-souvent exposée, et cela pendant longtemps, à toute l'influence de ces agents, sans qu'il en résulte une attaque de goutte. Aussi admet-on trois sortes de goutte : la *goutte héréditaire*, la *goutte spontanée* et la *goutte acquise*.

Pour admettre la prédisposition héréditaire, on se fonde sur l'expérience qui enseigne que la diathèse goutteuse apparaît très-souvent, sans le concours de circonstances extérieures, chez des personnes dont les parents ou les ascendants avaient été affectés de la maladie. Cette hérédité est tellement prise en considération par certains médecins, comme Cullen et Copland, qu'ils l'étendent à tous les cas sans exception et prétendent que la maladie ne se montre jamais que quand il y a des prédispositions héréditaires. D'autres médecins au contraire, comme Cadogan, nient cette hérédité et disent que, si cette maladie se présente si souvent dans les mêmes familles, de père en fils, c'est qu'on peut l'attribuer à ce que les deux ont le même caractère, les mêmes passions et le même genre de vie, ce qui est loin d'être exact.

Dans nos recherches pour constater l'hérédité, nous sommes en général réduits à nous contenter des données que le malade nous fournit lui-même, et par cela même nous sommes fréquemment exposés à être renseignés d'une manière inexacte par lui, si même il ne nous trompe pas volontairement, pour peu qu'il croie avoir une raison bonne ou mauvaise pour nous cacher la vérité. Les goutteux, en effet, ont en général une grande tendance à attribuer leur maladie à un héritage de famille, pour qu'on ne les accuse pas eux-mêmes d'en être cause. La statistique a fourni les données suivantes :

Scudamore a rassemblé 522 cas :

Prédisposition héréditaire venant du côté	du père	181
» »	de la mère	58
» »	des deux	24
» »	des deux grands-pères . .	3
» »	d'un seul grand-père . .	37
» »	de grand-père et grand'mère	1
» »	des deux grand'mères . .	3
» »	d'un oncle dans la famille.	21
» »	d'une tante	3
Point de goutte ni du côté du père ni de celui de la mère. . . .		191
		522

Une statistique faite par une commission de l'Académie de médecine donna, sur 80 cas, 34 fois des prédispositions héréditaires. Garrod a fait une statistique pour les cas de sa pratique hospitalière, qui lui a donné une proportion de 50 pour 100. Gairdner, sur 156 cas, en a trouvé 140 qui paraissaient avoir pour point de départ l'hérédité. Pour ma part, sur 65 cas que j'ai examinés attentivement dans ma pratique de médecin des bains, je n'en ai pas trouvé un seul qui n'eût point dans ses antécédents de l'hérédité venant des parents ou des grands-parents. Cette différence de résultat d'avec les proportions des médecins que nous venons de citer s'expliquera facilement, quand le lecteur voudra se rappeler qu'on ne nous envoie en général que les formes de goutte chronique les plus graves, et que c'est précisément en général la forme chronique principalement qui repose sur des prédispositions héréditaires.

De ces statistiques il ressort encore que la goutte provient beaucoup plus souvent du père que de la mère. La cause en est qu'en général les femmes sont moins souvent affectées de goutte que les hommes, et peut-être encore que, quand elles la prennent, ce n'est ordinairement qu'à l'époque où elles ne deviennent plus mères.

Cette prédisposition héréditaire présente plusieurs degrés :

Premier degré. La prédisposition héréditaire est tellement développée que la maladie se déclare malgré toutes les influences favorables d'une bonne prophylaxie. Dans ces cas, nous sommes obligés d'admettre que la maladie a été complétement transmise avec le germe, et qu'à une certaine époque de la vie, avec le développement progressif de l'individu, elle sort de son état latent pour se montrer au dehors. Je puis assurer que j'ai vu des cas de disposition héréditaire, dans lesquels tous les individus d'une famille étaient voués à la maladie comme à un sort inévitable; la disposition tuberculeuse seule présente des exemples semblables.

Deuxième degré. La prédisposition héréditaire conduit au développement de la maladie sans que le sujet ait été soumis à d'autres influences nuisibles que les excitations extérieures normales de la vie, mais aussi sans s'être soumis à aucun régime prophylactique.

Troisième degré. La prédisposition héréditaire existe; mais pour que la maladie se déclare, il faut la coopération de fortes influences nuisibles extérieures. Dans ces cas, ces dernières constituent une puissance dont la coopération est indispensable, et la formation de la maladie est comparable à la génération par suite d'accouplement.

Quatrième degré. La prédisposition héréditaire est tellement faible que, malgré l'influence de causes excitantes, la maladie ne parvient pas à son développement complet chez la première génération, et que ce n'est que chez les générations suivantes, chez la seconde ou la troisième, que, successivement renforcée par l'adjonction et la continuation d'influences plus ou moins favorables, elle finit par se manifester au dehors. Cet affaiblissement de la disposition héréditaire peut provenir de ce que le père a mené une vie régulière, ou d'un antagonisme venant de la part de la mère, comme aussi cette disposition peut être accrue à la seconde génération par des conditions tout opposées. C'est de cette manière qu'on pourrait peut-être expliquer pourquoi la goutte épargne quelquefois une ou plusieurs générations, pour reparaître de nouveau dans la famille.

De même que la prédisposition héréditaire est quelquefois développée à un haut degré, de même aussi elle montre souvent une grande tenacité dans sa durée. Ainsi il est prouvé qu'elle s'est perpétnée dans certaines familles depuis des siècles. Garrod a communiqué l'histoire d'un goutteux qui, âgé de cinquante ans, souffrait depuis vingt-cinq ans de la forme la plus violente de la goutte calcaire. Ce malade lui a raconté que, depuis quatre cents ans, le fils aîné de la famille, en entrant en possession des biens de son père, avait déjà depuis longtemps hérité de la goutte et entrait chaque fois en boitant dans le domaine paternel. Dans beaucoup de cas, la disposition héréditaire se traduit toujours au dehors par la même forme goutteuse; ainsi certaines familles ne sont jamais atteintes que de goutte aiguë, d'autres de goutte chronique, et d'autres enfin ont toujours la goutte atonique. Cela se comprend d'autant mieux que nous savons déjà que la forme qu'affectera la maladie est ordinairement déterminée par l'état des forces de la constitution, et que cette faiblesse plus ou moins grande de la constitution est tout au moins aussi héréditaire que la prédisposition goutteuse elle-même.

L'admission d'une *diathèse goutteuse spontanée* repose sur l'observation qui nous a appris que, dans certaines familles, on a vu apparaître la goutte en même temps sur plusieurs membres, sans qu'on eût pu l'attribuer à des influences extérieures quelconques et sans qu'on eût pu démontrer la moindre trace d'hérédité. Mais ces cas doivent être rangés parmi les raretés pathologiques et se distinguent en général par leur bénignité.

Quand aucune des deux dispositions précédentes ne peut être invoquée, on dit que la goutte est *acquise*, quand le sujet a été exposé à des influences nuisibles puissantes. On peut élever des doutes sérieux sur ce mode de production de cette affection. Tout d'abord la maladie peut être héréditaire sans que nous en ayons pu avoir connaissance; en second lieu, elle peut être spontanée chez un descendant, sans que les autres membres de la famille en soient affectés également; car, en troisième lieu, nous voyons souvent ces mêmes influences agir avec un ensemble et une violence beaucoup plus considérables, sans que cette prédisposition se développe. Si l'on trouve par conséquent, ce qui du reste est facile à démontrer, que des influences semblables provoquent des effets différents, et que des influences inégales produisent au contraire des effets égaux, il sera de toute évidence que cette différence d'action doit être recherchée dans l'individualité elle-même d'un chacun. Il est vrai que cela ne prouve encore pas d'une manière complète que dans un cas il y a une prédisposition héréditaire, et qu'il n'y en a pas dans l'autre. En effet, on peut admettre que certains individus opposent à ces influences nuisibles une force de résistance qui dépasse de beaucoup la normale ordinaire et qui les met à l'abri, de même que d'autres sont protégés par certains états pathologiques dont ils sont affectés et qui excluent la goutte. Dans tous les cas, l'admission d'une diathèse goutteuse acquise reste pour moi fort problématique, et je puis assurer, pour ma part, que je n'ai pas encore rencontré un seul cas de goutte qui eût pu dissiper entièrement mes préventions à ce sujet. Tout médecin pourra faire cette expérience, en soumettant ses malades à un examen rigoureux.

Comme les causes excitantes de l'âge mûr sont en général trop faibles pour qu'elles puissent servir à expliquer un état pathologique aussi grave que la diathèse goutteuse, certains médecins, Gairdner et Alexandre par exemple, ont émis l'opinion que ses fondements se posaient déjà dès le jeune âge, par suite de l'éducation vicieuse des enfants. Ils donnent comme causes un excès de nourriture, des aliments trop lourds, la négligence des soins de propreté de la peau, un air vicié etc.

Ces mauvaises conditions hygiéniques sont certainement très-capables de ruiner à un haut degré la constitution des enfants, qui s'en ressentiront toute leur vie, et de déposer en eux le germe d'autres maladies, telles que les scrophules, la phthisie etc.; mais on n'a jamais pu les invoquer pour expliquer le développement de la diathèse goutteuse, sans quoi cette dernière devrait être beaucoup plus fréquente dans les classes pauvres que dans les classes aisées, dans lesquelles les soins hygiéniques sont en général parfaitement observés; et c'est cependant le contraire qui arrive.

La diathèse goutteuse ne présente aucun symptôme qui pourrait nous permettre d'indiquer sa présence avec une certaine probabilité.

On a souvent cru pouvoir admettre un habitus goutteux. Je crois que c'est Cullen qui a le premier mis cette idée en avant. Les signes qui devaient le caractériser étaient les suivants: une tête large, le cou court, un corps bien développé et robuste, de la corpulence, de la pléthore, une peau un peu rugueuse, recouverte d'un réseau muqueux très-épais, une grande irritabilité, et, d'après Wendt, une coloration brun pâle du visage. Chaque médecin sait parfaitement que ces signes ne soutiennent pas un examen sérieux, et que ce sont précisément ceux qu'on observe le moins dans les cas bien prononcés de goutte héréditaire.

On peut tout au plus admettre, avec Garrod et Gairdner, que, dans la goutte acquise, il se trouve souvent de la corpulence et un semblant d'organisation puissante; mais ces forces manquent de ton et ne sont que factices. Nous sommes obligés de nous représenter la prédisposition à la diathèse goutteuse comme un germe encore dormant, comme une force latente et qui n'a pas encore atteint tout son développement; et c'est précisément ce manque absolu de tout signe objectif qui lui imprime son cachet particulier. Dès qu'elle commence à se manifester au dehors, même par des symptômes excessivement légers, elle cesse d'être prédisposition, pour devenir le commencement du développement diathésique. Nous ne concluons à une prédisposition goutteuse que d'après ce qui a précédé et d'après ce qui s'ensuit.

La prédisposition goutteuse, qu'elle soit héréditaire, spontanée ou acquise, est tantôt favorisée, tantôt contrariée ou arrêtée dans son développement par certaines conditions normales de la vie, comme par le sexe, l'âge, le tempérament, la constitution, ainsi que par la race à laquelle appartient le sujet; nous allons rapidement passer en revue ces différentes conditions.

1° *Par le sexe.* Il est reconnu généralement que les femmes sont moins souvent atteintes de la goutte que les hommes. D'après une statistique faite par une commission de l'Académie de médecine, on a trouvé, sur 80 cas, 78 hommes et 2 femmes; Garrod a obtenu la même proportion dans sa pratique hospitalière ainsi que dans sa pratique civile. C'est surtout avant l'âge critique que les femmes sont le moins exposées à la goutte, et il est hors de doute qu'elles doivent en grande partie cette immunité à leurs pertes mensuelles. Si une femme est affectée de goutte avant cet âge, c'est qu'en général il y a eu précédemment des troubles dans cette évacuation périodique.

On lit déjà dans Hippocrate : *Mulier podagra non laborat, nisi ipsi menstrua defecerint.* D'après Schœnlein, il n'y aurait que les *viragines* qui seraient affectées de goutte, ce qui est juste en ce sens qu'en général celles-ci sont mal réglées. L'observation plus sévère des temps modernes nous enseigne que les femmes ne jouissent pas aussi complétement de cette immunité avant l'âge critique que l'avaient cru les vieux médecins; car non-seulement on a souvent observé des cas de goutte réguliers, comme Garrod en a cité des exemples, mais encore on pose souvent aujourd'hui le diagnostic de goutte dans les cas que les anciens prenaient tantôt pour un rhumatisme chronique, tantôt pour de l'hystérie.

En général, chez les femmes, la goutte a beaucoup de tendance à la forme atonique; ce qui paraît beaucoup contribuer à développer cette tendance, une fois la diathèse goutteuse formée, ce sont en partie la faiblesse et l'irritabilité plus développées de leur système nerveux, en partie les fréquentes hémorrhagies utérines. La maladie se jette alors souvent d'une manière anormale sur les grandes articulations, et parfois sur plusieurs à la fois, ce qui l'a fait prendre pour du rhumatisme. Après l'âge critique, la goutte présente plus souvent la forme normale, quand elle se montre, ce qui a fait croire à Todd qu'il était autorisé à accepter pour les femmes un *âge rhumatique:* ce seraient les années qui précèdent l'âge critique; et un *âge goutteux*, qui les suivrait.

Dans d'autres cas, la goutte ne se manifeste pas au dehors, elle ne se produit que par des irritations variables de la matrice et du système nerveux en général, et peut dans ces cas être facilement confondue avec l'hystérie, avec laquelle elle présente du reste beaucoup d'analogie.

D'après l'opinion de quelques médecins, cette immunité relative des femmes n'est pas due entièrement à leurs pertes périodiques; ce qui d'après eux y contribuerait encore, c'est qu'elles sont moins soumises aux influences extérieures que les hommes, qui y sont si souvent exposés, soit par leurs occupations, soit par leurs plaisirs. Il est hors de doute que cette différence dans la manière de vivre n'est pas sans importance pour le développement de la goutte. Quand donc la goutte apparaît chez une femme avant l'ménopause, c'est qu'elle est héréditaire.

L'histoire romaine nous fait voir avec quelle fréquence la goutte peut se montrer chez les femmes, quand celles-ci partagent les excès des hommes.

Voici ce qu'en dit Sénèque en parlant de la période de la Décadence : « Est-il étonnant que le meilleur médecin se trompe, quand « nous voyons tant de femmes atteintes de goutte et de calvitie ; « elles ont perdu les prérogatives de leur sexe, elles ont déposé « leur nature de femme et se voient aussi condamnées à toutes les « maladies des hommes. » D'après cela Gairdner croit aussi que la plus grande fréquence de la goutte qu'on observe chez les femmes dans un âge avancé, peut tout aussi bien être attribuée à des excès auxquelles les femmes se livrent plus souvent à cette époque que dans leur jeunesse.

2° *Par l'âge.* La période de la vie la plus favorable pour le développement complet de la goutte, commence à l'époque où le corps a atteint son développement complet, avec toutes ses prédispositions bonnes ou mauvaises ; en effet, à cette époque le corps est tout formé, il a par conséquent besoin de moins d'aliments que pendant sa période de croissance; or, en continuant à ingérer toujours la même quantité d'aliments, il y aura bientôt un excès de sucs nutritifs ; c'est à cette époque encore que les affaires demandent que l'homme montre quelquefois une activité exagérée dans les travaux du corps et de l'esprit, et c'est à cette époque aussi qu'il se livre avec le plus de fougue à toutes ses passions. Aussi voyons-nous que c'est de vingt-cinq à quarante ans que la goutte se montre de préférence.

La prédisposition a une influence remarquable sur l'apparition plus ou moins hâtive de la goutte. Plus celle-ci repose sur une prédisposition héréditaire, plus elle se manifestera de bonne heure dans la vie, tandis qu'elle apparaîtra ordinairement plus tard si elle a pour point de départ une prédisposition acquise. Cette dernière apparaît rarement avant l'âge de quarante ans et je ne l'ai jamais observée avant l'âge de trente-cinq ans. Je crois qu'on peut se servir de cette apparition tardive comme d'un moyen de diagnostic. L'apparition de la goutte dans l'enfance et dans la jeunesse est une rareté. Gairdner assure avoir observé des attaques de goutte régulière, même chez des nourrissons; de même Morgagni et Scudamore prétendent l'avoir observée chez de jeunes garçons. L'attaque la plus précoce qu'a rencontrée Garrod le fut chez un sujet de seize ans. Sydenham et Heberden n'en ont point observé avant la puberté.

Scudamore a indiqué l'âge des sujets lors de la première attaque dans 515 cas :

A l'âge de	8 ans	1
»	12 »	1
»	15 »	1
»	16 »	1
»	17 »	1
»	18 »	5
»	19 »	3
»	20 à 25 ans	57
»	25 à 30 »	85
»	30 à 35 »	105
»	35 à 40 »	89
»	40 à 45 »	64
»	45 à 50 »	54
»	50 à 55 »	26
»	55 à 60 »	12
»	60 à 65 »	8
»	66 ans	2
		515

D'après la commission de l'Académie de médecine, l'âge moyen sur 34 cas de goutte héréditaire a été de trente-quatre ans, et les deux extrêmes treize et soixante ans.

3° *Par la constitution, le tempérament et l'habitus.* On a souvent émis l'opinion qu'une forte constitution prédispose à la goutte. Mais cette croyance repose sur une erreur d'après laquelle on regarde comme forte, une constitution qui présente de la corpulence, de la pléthore des vaisseaux sanguins et un grand développement adipeux. Qu'on examine ces sujets de plus près et on trouvera qu'ils ne sont point capables d'un mouvement actif prolongé, et qu'ils sont loin de présenter autant de force de résistance aux agents extérieurs qu'une constitution véritablement robuste. Un corps épais et massif est loin d'être un corps robuste, et ce développement exagéré est plutôt une preuve d'atonie, comme nous l'avons déjà fait observer plus haut, et doit souvent être plutôt regardé comme étant déjà le premier symptôme du développement bientôt complet de la diathèse goutteuse. C'est avec raison que Gairdner dit : « que la goutte épargne le robuste journalier, mais qu'elle « attaque le gros propriétaire ; qu'elle se développe très-rarement « chez le chasseur athlétique, mais très-actif, tandis qu'elle germe « dans le sang et qu'elle se jette sur les articulations du viveur « épuisé. »

C'est le tempérament atrabilaire qu'on a désigné comme étant le plus favorable à la disposition de la goutte, et, ce qui a donné lieu à cette croyance, ce sont les obstructions abdominales qu'on observe si souvent chez les personnes qui le présentent. Cullen, au contraire, croit que c'est le tempérament sanguin, colérique qui y prédispose le plus, tandis que le tempérament sanguin pur, ou le tempérament mélancolique y exposeraient beaucoup moins. Garrod, au contraire, croit que la goutte aiguë se montre de préférence chez les tempéraments sanguins. La divergence des opinions prouve suffisamment combien cette différence des tempéraments a peu d'importance. La signification de l'habitus a été déjà démontrée plus haut comme n'ayant aucune valeur.

4° *Par la race.* On a souvent émis l'opinion, et Schœnlein l'a confirmée, que la race germanique est prédisposée à la goutte, et la race romaine aux hémorrhoïdes. Il est certain qu'on observe plus souvent la goutte en Angleterre, en Hollande, dans l'Allemagne du Nord, qu'en France, en Italie et en Espagne. Mais je crois, pour ma part, que cela tient plus au climat et au genre de vie qu'à la race elle-même.

DES INFLUENCES NUISIBLES EXTÉRIEURES.

Nous comprenons par là les influences du monde extérieur qui sont capables de faire naître et se développer la prédisposition goutteuse, ou qui hâtent le développement complet d'une prédisposition héréditaire ou spontanée, et la transforment en diathèse goutteuse, et enfin les influences qui hâtent le développement complet de cette dernière et qui, par la continuation de leur action, peuvent même devenir dans beaucoup de cas la cause occasionnelle de l'accès lui-même. La connaissance de ces agents nuisibles nous a été acquise par l'expérience, autant par les résultats fâcheux qu'ils ont produits, que par les avantages qu'on a retirés de la soustraction des malades à leur influence. Leur action sur l'organisme peut se ranger en général sous deux chefs différents: tantôt ils exercent une action matérielle en altérant d'une manière qualitative et quantitative les humeurs de l'économie, d'autres fois leur action est plutôt dynamique en ce qu'ils agissent plus spécialement sur le système nerveux qu'ils irritent et affaiblissent. Souvent ces effets sont isolés, d'autres fois aussi ils sont unis et sont provoqués par un seul agent. On ne pourrait pas dire que l'une ou l'autre de ces influences nuisibles eût une prédominance quelconque à produire plus particulièrement la goutte. Nous voyons plutôt les unes prédominer dans certains cas et les autres dans d'autres cas; dans la plupart des cas il y en a plusieurs qui agissent simultanément, comme cela arrive du reste en général pour presque toutes les maladies constitutionnelles. Ce qui nous paraît mériter ici une mention particulière, c'est la croyance qu'on professait dans le temps de la contagiosité de la goutte. Cette opinion a été acceptée pendant plusieurs siècles même par les médecins les plus célèbres, tels que Bœrhaave et Van Swieten. Elle dut son origine en partie à l'idée générale qu'on professait alors sur la contagiosité des maladies constitutionnelles, en partie à son hérédité très-fréquente, en partie aussi à ce qu'on voyait souvent que plusieurs membres de la même famille en étaient affectés en même temps sans qu'on pût invoquer l'influence d'un agent extérieur spécial, et enfin à sa nature spécifique et à sa fréquente incurabilité.

Wendt dit là-dessus avec beaucoup d'esprit: « L'opinion que la « goutte se propage par contagion est une théorie qu'a inventée « l'amour-propre humain et que la peur qu'on a de la mort conti« nue à entretenir. Celui qui hérite d'une paire de bottes fourrées qui « a été portée par un podagreux pendant une partie de sa vie de « souffrance, a en définitive fait un triste héritage et fait bien de ne « pas les porter, car ces effets présenteraient des inconvénients « pour la propreté de son corps; mais celui qni porte ces bottes « n'en deviendra pas goutteux pour cela, il faudrait pour cela « d'autres influences que d'enfermer ses jambes dans des bottes « qui ont logé des membres goutteux. » La contagiosité est aujourd'hui complétement abandonnée et on n'en parle plus que comme notion d'histoire. Les influences dont il faut tenir compte dans l'histoire de la goutte sont les suivants :

1° *La gloutonnerie et la gourmandise.* De tout temps on a regardé comme une des principales causes de la goutte l'ingestion d'une trop grande quantité d'aliments. En France on a longtemps défini son origine par l'aphorisme suivant: *« un excédant de la recette sur la dépense. »* Le médecin suédois Acrel, d'Upsala, a publié en 1787 un traité intitulé: *De nutrimento corporis superfluo, ut vera arthridis causa.*

En examinant d'une manière attentive l'origine des cas de goutte isolés, on trouvera rarement qu'un excès de nourriture dispose par lui-même à la goutte, mais que l'influence nuisible provient plutôt du genre d'aliments qu'on absorbe et de leur mode de préparation. En partant de là on trouvera que les gloutons sont beaucoup moins exposés à contracter la goutte que les gourmands, qui, en vérité, mangent moins que les premiers, mais qui choisissent leurs mets et les font préparer avec raffinement. Cette nourriture variée et préparée d'une manière artificielle et exquise provoque une surexcitation des nerfs du bas-ventre et de l'estomac, la digestion s'affaiblit et jette ainsi les premiers fondements de la dyspepsie. On observe souvent que ce sont précisément les sujets chez qui l'on soupçonne une prédisposition goutteuse qui présentent en apparence une digestion très-active, ce qui les excite à ingérer une plus grande quantité de substances alimentaires. Je suis persuadé pour ma part, que cet appétit anormal est souvent déjà un symptôme du développement de la diathèse goutteuse, développement qui ne peut qu'être accéléré par cette nourriture surabondante. Prout a raison quand il dit qu'une mauvaise digestion est souvent un préservatif contre la goutte. Pour ce qui est de la qualité des aliments, c'est surtout la nourriture animalisée qui doit le plus prédisposer à la goutte, parce qu'elle renferme plus que toute autre une grande quantité d'éléments azotés, dont la transformation dans l'organisme donne lieu à la production d'un excès d'acide urique et d'urée.

On peut encore regarder comme particulièrement nuisible l'abus des différentes épices, qui ont bien pour effet au commencement de stimuler un estomac affaibli, et de l'exciter à recevoir une plus grande quantité d'aliments, mais qui bientôt l'irritent et concourent ainsi à la formation d'un chyme et d'un chyle de mauvaise qualité.

2° *L'abus de boissons spiritueuses.* D'après Garrod on pourrait se demander si jamais il se serait produit un cas de goutte, si jamais on n'avait abusé des boissons spiritueuses. Nous ne partageons point cette opinion à un si haut degré que ce médecin. Car, que le plus grand abus de boissons spiritueuses n'est pas capable de produire la goutte, voilà ce dont les ivrognes sont une preuve évidente et journalière; car, après un abus continuel et durant de longues années des boissons les plus pernicieuses, un ivrogne peut bien être pris d'une autre maladie, mais très-rarement il est pris de la goutte. Je crois, moi, que l'abus de la boisson en favorise particulièrement l'apparition, mais seulement là où il y a en même temps abus dans la nourriture.

Cette manière de voir se fortifie de jour en jour dans notre esprit, non-seulement par suite de notre expérience journalière, mais encore par suite des notions physiologiques que nous avons acquises sur les effets des boissons alcooliques, connaissances qui se sont considérablement étendues dans ces derniers temps par suite des belles recherches de Bœcker[1]. Le résultat principal qui en ressort, c'est que tous les spiritueux retardent la métamorphose par l'alcool qu'ils contiennent, et déterminent par là une diminution considérable de tous les éléments excrémentitiels, tant des reins que des poumons. Si donc, dans ces conditions, il y a en même temps ingestion d'une plus grande quantité de substances alimentaires,

---

[1] *Beitræge zur Heilkunde*, t. Ier.

il est clair qu'au bout de peu de temps l'organisme sera sursaturé de sucs nutritifs. Comme par suite de l'usage des alcooliques les poumons excrètent beaucoup moins d'acide carbonique (115 c. c. par minute d'après Bœcker) et qu'en même temps ils ont pour effet immédiat d'augmenter eux-mêmes directement la quantité d'acide carbonique que renferme le sang, l'oxydation de ce dernier doit nécessairement être considérablement entravée. Outre l'alcool il faut encore prendre en considération dans l'abus des boissons spiritueuses, les autres éléments qu'elles renferment, telles que le sucre, l'extrait de malt, les acides etc.

Un autre effet des spiritueux, qui favorise le développement de la diathèse goutteuse, devra être recherché dans la surexcitation qu'ils provoquent dans le système nerveux et dans l'action débilitante qu'ils exercent sur les organes digestifs. D'après Garrod une boisson spiritueuse favorise d'autant plus la prédisposition goutteuse, qu'elle attaque davantage les organes digestifs.

On est loin d'être d'accord sur le degré d'influence relative qu'il faut attribuer à chaque espèce de boisson. Je crois que cette influence est en raison directe de leur richesse en alcool. Garrod ne paraît pas partager cette manière de voir, car il croit d'après sa propre expérience que les boissons distillées, telles que le rhum, le cognac et l'eau-de-vie, ont peu ou pas d'influence du tout sur le développement de la goutte, tandis que l'influence du vin et des bières fortes serait manifeste. Il se fonde pour établir cette opinion, sur le fait généralement connu qu'en Écosse et en Irlande on boit beaucoup d'eau-de-vie et que la goutte y est très-rare, tandis qu'elle est très-fréquente en Angleterre où l'on consomme beaucoup de vin et de bière. Mais on pourra facilement expliquer cette différence quand on voudra se rappeler que l'eau-de-vie est consommée par les classes ouvrières dont l'ordinaire est en général fort maigre, tandis que la bière et le vin ne servent qu'aux classes aisées qui vivent dans l'abondance. Il est pour moi hors de doute que les vins sont d'autant plus nuisibles qu'ils sont plus riches en alcool, et parmi eux et en première ligne je range les vins de Porto et de Cherry.

On professe en général des idées très-erronnées sur l'influence nuisible des vins du Rhin; ce sont surtout les médecins anglais qui les proscrivent à cause de leur acidité. Ce qui a donné lieu à cette fausse appréciation, c'est qu'en général les Anglais qui sont accoutumés aux vins forts supportent mal les vins du Rhin, moins chauds et plus acides que ceux qu'ils boivent d'habitude.

Mais cela n'autorise pas Gairdner à dire que la goutte est excessivement fréquente chez les habitants des provinces du Rhin, car cela n'est pas. Mes collègues du Rheingau m'assurent tous, que chez eux la goutte est une maladie inconnue, et pourtant les habitants de cette contrée boivent, à toute heure de la journée et de la nuit, les vins les plus mauvais et les plus acides, et qu'ils ne peuvent pas vendre au dehors.

Beaucoup de médecins ne sont pas d'avis que l'usage de la bière contribue peu à favoriser le développement de la goutte. C'est Van Swieten qni a le premier émis cette opinion, qui s'est propagée d'âge en âge, sous la foi de cette grande autorité médicale. Ce médecin a en effet observé, que tant que le peuple hollandais est resté pauvre, il buvait de la bière et se portait très-bien, mais que dès qu'il est devenu riche et puissant, il a bu du vin et a été affecté de la goutte. Mais Van Swieten a oublié de prendre en considération les autres jouissances et excès qu'entraîne presque forcément avec soi la richesse. Je suis en état d'opposer à ses observations, d'autres observations qui sont tout le contraire des siennes. Il y a vingt ou trente ans, les classes moyennes des villes un peu importantes du Rhin, en partie à la suite de quelques bonnes vendanges successives, en partie par le bon marché de tous les objets de consommation, se trouvaient assez à leur aise pour faire du vin leur boisson ordinaire; la bière était mauvaise, et il n'y avait guère que le journalier, ou l'étudiant qui rentrait dans ses foyers, qui en consommassent; or d'après le témoignage de tous les médecins, la goutte en ce temps là était fort rare. Aujourd'hui au contraire, le vin est plus mauvais et plus cher, l'argent est rare, la bière, au contraire, est devenue beaucoup meilleure, et par suite elle est nécessairement devenue à la mode, on en boit beaucoup; mais, depuis ce temps aussi, la goutte se montre beaucoup plus fréquemment.

D'après Todd [1], aucune boisson spiritueuse, bue en grande quantité et d'une manière continue, ne prédispose autant à la goutte que la bière, et j'incline beaucoup, d'après ma propre expérience, à partager son opinion.

L'action de cette boisson s'explique du reste suffisamment quand on prend en considération sa composition chimique. Elle contient en effet, surtout les bières de bonne qualité, outre une assez forte proportion d'alcool, de l'extrait de malt et du sucre, qui sont des éléments nutritifs; de plus elle renferme du houblon, dont l'action excitante sur les reins finit, par un usage longtemps continué, par produire de l'hyperémie de ces organes et de la paresse dans leur sécrétion, état qui est très-favorable pour le développement de la

[1] *Clinical lecture on two cases of gout.* London (*Med. gaz.*) 1856.

goutte. Bœcker[1] a fait des recherches très-intéressantes sur l'action physiologique de la bière. Il en ressort que l'action de la bière a beaucoup d'analogie avec celle de l'alcool, et que par son usage, la transformation élémentaire, ainsi que l'excrétion par les reins et les poumons, de la plupart des éléments excrémentitiels, se trouve diminuée. Ce qu'elle a de plus remarquable, surtout dans ses rapports avec la goutte, c'est qu'il a toujours trouvé chez les buveurs de bière un excès d'acide urique; ceci prouve qu'il s'en forme en excès dans le sang. Bœcker a aussi examiné le sang de plus près, après l'usage de la bière, et il a observé que le gâteau ne se colore ni aussi vite, ni aussi complétement qu'à l'état normal, et de plus que le sang frais renferme une plus grande quantité de corpuscules sanguins décolorés et sans noyau, ce qui prouve que le sang absorbait moins d'oxygène. L'analyse chimique a en outre fait constater une augmentation dans la proportion des parties solides.

3° *Par les travaux de l'esprit et les affections morales.* Ces deux causes prédisposent à la goutte par l'action excitante ou déprimante qu'elles exercent sur le système nerveux. A la suite de cette action, tantôt ce système est disposé plus favorablement aux influences excitantes de la diathèse goutteuse, d'autres fois ce sont les fonctions de la vie végétative qui en souffrent, surtout la digestion, la respiration et les organes sécréteurs. Aussi voyons-nous très-souvent cette maladie chez les savants illustres, chez les grands hommes d'État, qui passent leur vie dans une tension continuelle de leurs facultés intellectuelles, ou qui ont des émotions morales fréquentes. En furent atteints Sydenham, Kant, Leibnitz, Harvey, Franklin, B. Milton et beaucoup d'autres. Sydenham s'en consolait en disant qu'elle affecte plus de sages que de fous, plus de rois que de mendiants.

Dans une lettre qu'il écrivit à son ami, le docteur Short, on lit les paroles suivantes: « Je t'envoie sur la goutte une courte notice « au lieu d'un gros volume que j'avais en tête, et voici pourquoi: « quand je me suis mis à l'ouvrage, dès que j'eus pendant quelque « temps concentré toutes mes pensées sur l'objet que j'allais traiter, « je me suis attiré une attaque de goutte plus violente que toutes « celles que j'ai encore éprouvées, et chaque fois que je me remets « à vouloir traiter de la goutte, je m'attire de nouveau une at« taque. » Les émotions dépressives, telles que la peur, le chagrin, la menace d'un malheur, agissent de la même manière. Les grands spéculateurs et les grands industriels, dont le sort dépend des

---

[1] *Archiv für wissenschaftliche Heilkunde*, t. Ier, 4e cahier.

variations de la Bourse, ou des flots de la mer, sont très-sujets à cette maladie.

4° *Par une vie sédentaire.* Ce genre de vie est souvent réuni à des études sérieuses. Cadogan la regarde comme une des causes les plus importantes pour le développement de la goutte.

Avec ce genre de vie la digestion se trouble, la respiration et la circulation se ralentissent et ne se font qu'incomplétement, les sécrétions sont peu actives, les nerfs s'affaiblissent, la peau et les muscles deviennent flasques, tous états qui sont très-favorables pour hâter le développement de la goutte.

5° *Par les excès vénériens.* De tout temps on a admis que les excés vénériens sont une cause puissante pour engendrer la goutte. Hippocrate déjà leur attribue une grande influence et prétend que les jeunes gens qui n'ont pas atteint l'âge de puberté, ainsi que les eunuques, ne contractent point la goutte. Mais Galien déjà nous fait voir que, dans la Rome dissolue, ces derniers n'échappent point à cette maladie. Dans ces derniers temps on a de nouveau invoqué cette influence et on lui a souvent attribué une importance qu'elle n'a pas. D'après Bizet ce serait même la seule cause déterminante. Elle agit d'une manière débilitante sur le système nerveux et sur la digestion. Mais son action est rarement isolée, en général elle s'accompagne d'excès et de débauches en tout genre.

6° *Par les influences de la température.* Les changements de température doivent être mises, d'après Dessault et James Johnson, au premier rang des causes excitantes extérieures. Cela est vrai, plutôt pour le rhumatisme que pour la goutte, mais il n'en est pas moins vrai aussi, qu'il y a souvent des cas dans lesquels, par suite de suppression plus ou moins complète de l'activité de la peau, ou à la suite d'humidité et de froid, le système nerveux périphérique s'affaiblit, la dyscrasie du sang augmente et la prédisposition goutteuse se développe plus rapidement, et ces influences peuvent même provoquer une attaque.

7° *Par l'influence nuisible du climat et des saisons.* Quoiqu'on observe la goutte sous tous les climats, il n'en est pas moins notoire qu'elle se montre de préférence dans les pays froids et humides qui y prédisposent beaucoup plus que les pays secs et chauds. Dans les contrées froides du Nord, en Angleterre, en Hollande, en Pologne, en Russie, elle est très-fréquente; elle est en revanche beaucoup plus rare dans le midi de la France, en Italie, en Grèce, en Espagne, en Turquie ainsi qu'en Afrique, en Chine et au Japon.

N'oublions pas toutefois qu'il faut prendre en considération le genre de vie de ces derniers peuples, qui est peu favorable au développement de la goutte, genre de vie qui est presque forcé sous ces climats. Car un étranger qui continuerait chez eux la manière de vivre de son pays, y serait exposé tout aussi bien que chez lui. Dans les Indes, par exemple, où la maladie se montre très-rarement sur les indigènes, les Anglais qui y continuent le genre de vie qu'ils avaient mené en Angleterre, en sont encore plus vite atteints que s'ils étaient restés à Londres.

C'est ainsi que nous voyons aussi la maladie disparaître d'un pays à différentes époques, pour reparaître de nouveau plus tard. Tant que Rome fut République, la goutte y était inconnue; sous l'Empire elle devint excessivement fréquente. Il est très-curieux de lire les statistiques des médecins, sur la rareté de cette maladie en Écosse. Ainsi sur 2200 malades, le docteur Gregory, médecin de l'hôpital royal d'Édimbourg, n'a observé que deux cas. Le docteur Hamilton, ainsi que le docteur Christison, tous les deux médecins du même hôpital, pendant trente ans, n'y ont également observé que deux cas. Si au contraire je parcours mon registre à moi, je trouve qu'en moyenne sur trois Anglais l'un est Écossais. Cette contradiction dans les résultats se comprendra facilement quand on voudra se rappeler qu'il ne vient dans les hôpitaux que les classes pauvres, chez lesquelles la goutte est aussi rare en Écosse qu'à Londres même.

Parmi les saisons c'est certainement l'hiver, avec sa température froide et humide, qui prédispose beaucoup plus à la goutte que les mois chauds de l'été. Non-seulement c'est dans cette saison que souffrent le plus les goutteux de toute espèce, mais c'est encore à la fin de l'hiver que se produisent le plus souvent les attaques nouvelles, qui alors reviennent ordinairement après une période annuelle.

Il est hors de doute qu'à l'action de ces influences nuisibles extérieures, il faut encore joindre celle qui provient du genre de vie qu'on mène pendant cette saison, qui se passe presque tout entière dans les chambres, dans les salons et au milieu des plaisirs de la table.

DES INFLUENCES RELATIVEMENT EXTÉRIEURES.

Il n'est pas rare d'observer que d'autres états pathologiques agissent comme causes prédisposantes pour la goutte. Ces états doivent être soigneusement distingués des manifestations qui appartiennent à la diathèse goutteuse elle-même. Au premier rang de ces causes on a placé la scrophule.

Wendt dit : « Parmi les maladies du jeune âge, ce sont surtout « la scrophulose et le rachitisme qui provoquent et développent la « prédisposition aux maladies goutteuses. » Schœnlein aussi mentionne la grande facilité de combinaison de ces deux maladies. Voici ce que dit le docteur Prout : « Les diathèses scrophuleuse, « urique et goutteuse sont toutes le résultat d'une mauvaise assi« milation de l'albumine, et se transforment souvent par degré « l'une dans l'autre. Aussi voit-on la goutte et la scrophule réunies « très-souvent, sinon toujours. » Gairdner rejette, et avec raison, cette opinion, et il croit même que la goutte donne un certain pouvoir préservatif contre les scrophules et les maladies constitutionnelles en général. Je crois que c'est en Angleterre même que le docteur Prout aurait le mieux pu voir la preuve du contraire de ce qu'il avance ; car, si la goutte y est très-fréquente, la scrophule y est très-rare.

J'ai moi-même observé quelques cas dans lesquels les sujets avaient eu dans leur jeunesse soit la scrophule, soit le rachitisme, et dans ces cas, peu nombreux du reste, la goutte avait toujours de la tendance vers la forme atonique, comme nous l'avons fait pressentir plus haut.

On a encore regardé comme prédisposant fortement au développement de la goutte, l'intoxication saturnine. Dans cette maladie en effet, non-seulement le système nerveux est déprimé et paralysé, mais il y a encore en général une diminution de la plupart des sécrétions. Garrod a en effet constaté un excès d'acide urique dans le sang de sujets atteints de la colique de plomb.

Ce qui mérite une mention particulière c'est le rhumatisme. L'expérience a prouvé d'une façon péremptoire que bon nombre de goutteux avaient dans leur jeune âge souffert de rhumatismes. Les médecins qui regardent ces deux maladies comme identiques, comme Chomel, Alexandre et d'autres, trouvent cela tout naturel. Mais pour nous qui ne partageons point cette manière de voir, l'explication est plus difficile, et nous nous demandons si ces douleurs rhumatismales ne sont pas les premiers symptômes de la diathèse goutteuse, ou bien si les deux maladies, rhumatisme et goutte, ne sont pas les suites d'une même cause, d'un trouble dans l'activité d'une peau irritable, ou bien encore si une maladie antécédente prédispose à l'autre. Nous traiterons plus tard, et d'une manière complète, les rapports qu'ont entre elles ces deux maladies. Nous nous contenterons pour le moment de dire que d'après nous le rhumatisme se différencie de la goutte d'une manière très-nette, qu'il n'est jamais une prédisposition à la goutte, mais qu'en augmentant la faiblesse de la peau et du système nerveux, le rhumatisme peut devenir une cause prédisposante ni plus ni moins qu'une autre maladie.

La suppression des flux hémorrhagiques habituels, des flux hémorrhoïdaux, les troubles de la menstruation agissent d'une manière fortement prédisposante; il en est de même de la disparition du flux muqueux et des exanthèmes cutanés existant depuis longtemps. Je range encore dans la même catégorie, comme causes prédisposantes, les maladies du foie et des reins. Ce n'est qu'en examinant chaque cas en particulier qu'on peut juger jusqu'à quel degré la pléthore abdominale, l'irritabilité nerveuse, la faiblesse digestive, la paresse des évacuations alvines etc. doivent être regardés tantôt comme cause prédisposante, tantôt comme les symptômes initiaux de la diathèse en voie de développement. Wendt mentionne encore comme pouvant prédisposer à la goutte, d'autres maladies fébriles, telles que la dysenterie, la fièvre intermittente, le typhus, les exanthèmes aigus. Il est certain qu'en affaiblissant l'économie, et en troublant le jeu régulier de telle ou telle fonction, toutes ces maladies peuvent jusqu'à un certain point favoriser le développement de la goutte. Mais d'autres fois, au contraire, nous voyons dans certains cas, une maladie fébrile garantir pendant plus ou moins longtemps le malade d'une nouvelle attaque.

DE LA CAUSE PROCHAINE DE LA GOUTTE.

Il n'y a point d'état pathologique sur lequel on ait bâti autant d'hypothèses que sur la goutte, et les théories qui ont voulu expliquer son mode de formation ne se comptent plus.

Sa prédisposition héréditaire, spontanée ou acquise, ses différents degrés, les nombreuses influences extérieures qui sont souvent tout opposées, et qui agissent tantôt comme causes prédisposantes, tantôt comme causes occasionnelles; les causes relativement extérieures, que souvent on ne peut pas du tout distinguer de la prédisposition elle-même, ou du moins très-difficilement, notre ignorance complète sur la nature de cette dernière; les commencements si obscurs et si variés, suivant chaque individualité de la diathèse en voie de formation; l'extension et la grande variété des manifestations morbides et des symptômes, sans que nous ayons des signes pathognomoniques suffisants pour caractériser la diathèse toute formée; les rapports avec l'attaque après laquelle celle-ci, maladie elle-même, devient de nouveau prédisposition maladive; ce qu'il y a d'énigmatique dans l'attaque, sa ressemblance avec d'autres états pathologiques, son passage fréquent et facile en forme anormale, avec des manifestations protéiformes; ses maladies consécutives, ses terminaisons ainsi que celles de la diathèse; tout cela a contribué à donner naissance aux opinions les plus diverses sur le mode de développement et la cause prochaine de la goutte, en donnant à chaque opinion certains points de départ rationnels qui pouvaient leur servir de fondement.

Toutes les hypothèses qui ont surgi de cette manière ont eu une certaine influence favorable pour l'étude de la goutte, et c'est avec raison que Henle, ce médecin si rationnel, a dit que le jour de la dernière hypothèse serait aussi le dernier jour de l'observation. Les auteurs de ces hypothèses, ainsi que leurs partisans, ont observé avec une exactitude et une constance tout à fait remarquables les symptômes et les manifestations pathologiques de cette maladie, chacun dans la direction qu'il croyait la meilleure pour parvenir à connaître la goutte. C'est ainsi que depuis Sydenham l'étiologie et la symptomatologie sont parfaitement bien connues et décrites. Mais souvent aussi ces hypothèses ont exercé une influence très-nuisible.

Elles ont le défaut général de prendre la partie pour le tout; d'accorder ainsi une trop grande importance à des états pathologiques de second ordre et à des groupes de symptômes isolés, en leur en subordonnant d'autres qui sont souvent beaucoup plus importants, et d'être souvent ainsi la cause d'interprétations erronées et de méthodes de traitement défectueux.

C'est de cette manière que depuis des siècles une hypothèse détrônait l'autre, sans qu'on fût guère plus avancé dans la connaissance de la véritable nature de la goutte. C'est au progrès des sciences naturelles dans nos temps, qu'il était réservé de porter son flambeau dans ce chaos. Par le moyen de la chimie organique et du microscope, nous avons d'abord appris à bien connaître la composition des concrétions goutteuses, puis les changements dans la composition de l'urine, et enfin celles de la composition du sang des goutteux, toutes découvertes qui sont de la plus haute importance pour la connaissance de la nature réelle de la goutte. Mais ici encore il est arrivé ce qu'on observe pour presque toutes les notions que nous ont fournies les sciences naturelles, c'est-à-dire qu'on a exagéré les résultats obtenus pour en tirer des conséquences trop étendues, et nous ferons voir plus loin que nous ne pouvons pas admettre tous les résultats qu'on a voulu tirer de ces belles découvertes.

On peut facilement ranger en deux camps opposés les nombreux auteurs qui ont établi des théories sur la goutte: ce sont le camp des humoristes et celui des solidistes. Le premier est le plus ancien et compte le plus de partisans. Déjà Hippocrate a regardé comme la cause prochaine de la goutte, une altération des humeurs cuites. Galien aussi croit qu'elle repose sur une accumulation exagérée et un mélange de mucosités, de bile et de sang. Celius Aurelianus partage la même opinion quand il parle d'âcreté goutteuse. Cette manière de voir est du reste partagée par tous les médecins latins, arabes, et en général par tous les médecins du moyen âge. Même après la Renaissance cette opinion continua à rester en vogue. Pendant le dix-septième et le dix-huitième siècle, l'opinion prédominante était que la goutte provient d'un sel tartrique qui se forme dans le sang comme il se forme dans le vin, par fermentation. Cette opinion a été admise par des médecins tels que Fr. Hoffmann, Coste, Musgrave, Garlik, Bennet et d'autres, jusqu'à ce qu'en 1797 Wollaston eût découvert que les concrétions sont formées d'acide urique.

Les humoristes du dix-neuvième siècle se partagent eux-mêmes en deux camps: les uns, comme Bateman, Barlow, Scudamore, Puchelt, Gairdner, regardent comme cause de la goutte une altération des éléments constituants du sang et surtout une vénosité maladive; les autres, et parmi eux surtout Forbes, Holland, Todd, Prout, Watson, Parkinson, Petit et Garrod, admettent comme cause une accumulation des éléments excrémentitiels. Parmi les humoristes modernes il y en a deux surtout qui occupent une position prédominante et qui sont pour ainsi dire les chefs des deux écoles, ce sont Gairdner et Garrod. Entre ces deux, Todd se tient à peu près dans un juste-milieu. Voyons ce que disent ces trois autorités.

Gairdner dit: «que dans la goutte on observe constamment une pléthore veineuse dans tous les organes du bas-ventre, dans le foie, l'estomac, dans la rate, dans les intestins et dans les reins. Cet état hyperémique est très-défavorable pour le fonctionnement régulier des organes sécréteurs, fonctions qui, sous l'influence de cette pression veineuse, s'exécutent d'une manière incomplète.

« Il en résulte forcément que les sécrétions du foie, des reins, du canal intestinal sont entravées et amoindries, ce qui contribue encore à augmenter la pléthore générale. Cette stase générale du sang dans tout le système vasculaire, et la rétention qui en est la conséquence, des substances excrémentielles, telles que l'acide urique, l'urée et les éléments bilieux, font sentir en premier lieu leur influence funeste sur l'organe central de la circulation, sur le cœur, dont ils troublent le fonctionnement régulier, et ce sont ces troubles du cœur qui sont les premiers indices de la maladie. Ces troubles du cœur ont eux-mêmes pour conséquence nécessaire une augmentation dans la congestion des veines, qui deviennent turgescentes; les valvules de ces veines deviennent insuffisantes et ce sont les capillaires qui supportent la pression de toute la colonne sanguine. Si l'on n'intervient pas à temps pour remédier à cet état congestif, il se formera une attaque.

« Dans ces cas une pression mécanique, ou même la chaleur du lit, peuvent agir comme cause déterminante et amener l'attaque. Les capillaires cèdent et il se forme un épanchement dans la partie souffrante. Si la déchirure a lieu sur les petits capillaires, qui ne donnent plus passage qu'à la partie séreuse du sang, il se forme un œdême si elle se fait sur des capillaires qui renferment du sang, il se produira une véritable ecchymose. C'est la turgescence des capillaires qui se rendent aux fibres nerveuses les plus déliées, qui est la cause et le siége des manifestations douloureuses. Cette douleur dure jusqu'à ce que ces capillaires, s'étant vidés par l'exsudation ou l'extravasation de leur contenu, soient délivrés de la pression qu'ils supportaient, c'est-à-dire jusqu'à ce qu'il se forme du gonflement. Alors aussi l'activité des organes sécrétoires reparaît d'une manière très-prononcée, la peau devient humide, il y a des selles fréquentes, et l'urine redevient abondante et renferme des éléments solides en abondance. Cette *congestion veineuse* est donc la condition première et essentielle du développement de la diathèse goutteuse, et l'attaque de goutte a des liens de parenté très-intimes avec les varices, les hémorrhagies et l'apoplexie. »

Voici l'opinion de Todd[1] :

« Nous sommes obligés de regarder la *matière goutteuse* comme un produit composé, qui se forme en partie par suite de l'activité maladive de l'estomac, produit qui, après sa résorption se combine dans le sang avec les éléments bilieux qui sont retenus dans ce liquide par suite de la diminution de la sécrétion du foie. Comme ces mêmes causes produisent aussi la diathèse urique, il nous arrive très-fréquemment de trouver les deux en même temps, mais la première peut exister sans la seconde, et la goutte sans qu'il y ait dans le sang un excès d'acide urique. Cette combinaison organique anormale peut exister dans le sang en quantité variable et pendant longtemps, en altérant ainsi peu à peu la constitution dans plusieurs générations, et donnant peu à peu naissance à la diathèse goutteuse. Dans d'autres cas il se fait des stases périodiques qui ne sont écartées que par des paroxysmes périodiques. »

Le docteur Garrod a formulé son opinion dans les propositions suivantes :

« 1° Dans la goutte véritable on trouve toujours dans le sang, avant et pendant l'attaque, de l'acide urique, en combinaison avec des urates, et ces deux substances déterminent évidemment par leur excès l'explosion de l'attaque, mais on rencontre aussi un excès d'acide urique dans le sang dans d'autres maladies avant la

[1] *Pratical remarks on gout and rheumatism*. Londres 1843.

formation de symptômes inflammatoires; aussi la présence de cet acide ne suffit-elle pas pour expliquer la manifestation d'une attaque de goutte.

« 2° Les recherches les plus récentes qu'on a faites sur l'anatomie pathologique de la goutte, prouvent d'une manière irréfutable qu'une véritable inflammation goutteuse s'accompagne toujours d'un dépôt d'urate de soude.

« 3° Ce dépôt est cristallin et interstitiel, et une fois formé il reste pour longtemps, peut-être pour toute la vie.

« 4° Cet urate de soude déposé doit être regardé comme la *cause* et non comme la *suite* de l'inflammation goutteuse.

« 5° L'inflammation goutteuse a de la tendance à détruire l'urate de soude dans la partie souffrante et par suite dans tout le système vasculaire.

« 6° Il est probable que dans la goutte les reins sont affectés de très-bonne heure, affection qui n'est du reste que chronique, et qui non-seulement est fonctionnelle mais qui plus tard doit devenir, organique, et par suite donner lieu à des changements dans la sécrétion urinaire.

« 7° L'altération dans la composition du sang, qui est principalement produite par la présence de cet excès d'urate de soude, est la cause probable de ces troubles qui fréquemment précèdent l'attaque, et de tous ces symptômes anormaux qu'on observe chez les goutteux.

« 8° Les causes prédisposantes agissent tantôt en produisant une augmentation de la quantité d'acide urique que renferme le sang, tantôt en diminuant son excrétion.

« 9° Les causes occasionnelles de l'attaque agissent en diminuant l'alcalinité du sang, ou en provoquant une formation abondante d'acide urique, ou bien encore en troublant subitement et d'une manière très-prononcée la force sécrétoire des reins. »

Les solidistes sont d'origine toute moderne et les traces de leur apparition ne peuvent guère être suivies au delà de la seconde moitié du dix-septième siècle. Ils peuvent aussi se ranger dans deux subdivisions, selon qu'ils admettent comme cause prochaine de la goutte une affection de l'estomac ou une affection du système nerveux. Dans la première catégorie se rangent Bœrhaave, Van Swieten, Parry, Sutton, Broussais; dans la seconde Cullen, Coppland et d'autres.

Voici ce que dit Bœrhaave[1] : « *Ejus vitii autem origo proxima in indigestione viscerum;* » et Van Swieten[2] : « *Indigestio viscerum*

[1] *Aphorism.*, 1826.
[2] *Comment.*, 1255.

merito pro origine proxima hujus morbi habetur. » Sutton, auteur et médecin de grande importance, partageait cette manière de voir. Broussais voit dans la goutte une de ces manifestations morbides, qui sont engendrées par l'irritation inflammatoire des organes digestifs. Parmi les auteurs qui ont placé la cause prochaine de la goutte dans une souffrance du système nerveux, Cullen et Coppland sont les deux plus importants.

Voici l'opinion du premier[1]: « Il n'existe pas de preuve d'un « principe morbifique; le bien-être des sujets, avant l'explosion de « la maladie, en est une preuve évidente. Quand la goutte existe « depuis longtemps, il apparaît fréquemment une altération chi- « mique des humeurs, mais seulement comme un produit de la « maladie.

« Ce qui s'oppose encore à l'acceptation d'une *materia peccans*, « c'est la facilité et la fréquence des métastases, la variabilité de la « maladie selon le siége qu'elle occupe, de sorte que si elle occupe « un point extérieur, elle agit d'une manière excitante, et qu'au « contraire elle a une action déprimante si elle se jette sur un or- « gane interne; sa non-contagiosité, son développement qui ne se « fait qu'à un âge assez avancé de la vie, quand il y a prédisposi- « tion héréditaire, et le peu de succès des traitements qui sont « institués d'après cette idée qu'il y a un principe morbifique à « combattre.

« La goutte est déterminée par une formation idiopathique dans « l'économie elle-même, et surtout par une affection du système « nerveux qui préside à la mobilité. Les causes excitantes, qui sont « en apparence si différentes, agissent toutes sur le système ner- « veux. L'estomac, comme l'organe qui sympathise le plus avec le « système nerveux, est aussi le plus souvent affecté. Pendant la « maladie, il existe entre lui et les parties extérieures, un consen- « sus anormal, de telle sorte que chaque impression est ressentie « simultanément par les deux. L'attaque de goutte elle-même se « forme de la manière suivante: chez beaucoup de personnes il « existe un état pléthorique, qui, à une certaine période de la vie « a pour suite une diminution du ton des extrémités. Quand cette « atonie existe déjà pendant que le cerveau conserve encore toute « son activité, la force médicatrice se réveille pour rétablir le ton « perdu, et elle obtient ce résultat par une réaction inflammatoire « qu'elle provoque sur les extrémités. Voilà comment les choses « se passent dans l'attaque de goutte normale. Quand la réaction ne « se fait pas, l'atonie de l'estomac ou d'une autre partie interne se « maintiendra, et il y aura une attaque de goutte atonique; quand

[1] *Practice of medecine*, 1773.

« au contraire la réaction ne se fait que d'une manière incomplète « et rétrograde, par la faiblesse des nerfs, on a alors l'attaque de « goutte métastatique ou rétrograde. »

Coppland[1] donne l'explication suivante: « Si nous soumettons « à un examen sérieux les nombreux symptômes qui précèdent, « qui forment ou qui suivent la goutte, si nous les comparons avec « les causes efficientes qui les ont produits; si de plus nous tenons « compte des influences qui augmentent ou diminuent leur violence, « nous sommes forcément amenés à conclure: que la goutte ne dé- « pend pas d'un seul, mais bien de différents états morbides, et « que ni l'accumulation dans le sang des substances excrémenti- « tielles à la suite d'une assimilation incomplète, ni la pléthore ab- « solue ou relative, ni l'irritation gastrique, ni les autres troubles « fonctionnels ne suffisent pas, chacun isolément, à expliquer « toutes les variations symptomatiques qui constituent la maladie. « Que si on les considère dans leur ensemble et dans leur liaison, « un examen ultérieur fera voir qu'il faudra encore y ajouter quel- « ques autres manifestations morbides prodromales et concomit- « tantes. Si nous jetons un coup d'œil sur ces altérations diverses, « dans leur ensemble et dans leur mode de succession, nous arri- « vons à la persuasion qu'ils ont pour effet d'altérer et d'épuiser « l'énergie du système nerveux, et comme ce système règle les « fonctions de la digestion, de la sécrétion et de l'excrétion, son « épuisement doit avoir nécessairement pour suite l'affaiblissement « et l'épuisement de ces fonctions elles-mêmes.

« Comme suite inévitable de cet affaiblissement nous observerons « donc une digestion et une assimilation incomplètes, de la torpeur « du foie et du canal intestinal, des troubles dans les sécrétions et « excrétions qui se font d'une manière incomplète, avec altération « de leurs produits, et dans le sang une accumulation de subs- « tances excrémentitielles. C'est cet état qu'on peut regarder comme « la base et le fondement de la diathèse goutteuse, et celle-ci une « fois formée, l'irritation locale sera déterminée par l'une ou l'autre « de ces causes qui provoquent directement une attaque. Que la « plupart de ces causes agissent plus ou moins sur le système ner- « veux lui-même, voilà ce qui est prouvé par l'affaiblissement, et « trouble des fonctions de ces organes qui sont principalement « sous la dépendance de ce système. Mais à la suite de ces troubles « fonctionnels et de cette sensibilité morbide, il se fait dans le sang « une accumulation de substances excrémentitielles et il se déve- « loppe une activité vasculaire morbide, générale et locale. Par là « encore, cette sensibilité et cette irritabilité anormales se trouvent

[1] *Pratical dictionary of medecine*, p. 4, !9.

« de nouveau augmentées, et cela surtout dans les parties qui y sont « déjà enclines par suite d'irritation ou de faiblesse antécédentes. « La localisation de la maladie, ses déplacements d'un endroit sur « un autre, ainsi que les manifestations de la forme rétrograde, « peuvent être expliquées par la faiblesse du système nerveux. »

Après avoir fait connaître ainsi les théories les plus importantes que l'on a faites sur la cause de la goutte, nous allons maintenant exposer notre manière de voir sur cette maladie. Nous prendrons pour cela pour point de départ de nos recherches le tableau morbide que nous avons tracé dès le commencement de notre travail, c'est-à-dire l'attaque de goutte dans son type normal; nous analyserons ses symptômes caractéristiques en tâchant de les ramener à des lois pathologiques et à des états morbides connus; puis nous passerons de la même manière à la diathèse goutteuse et nous résumerons les résultats acquis sous forme de propositions. A partir de ce moment nous soumettrons les hypothèses que nous venons de mentionner à un examen critique sévère, pour voir ce que nous pourrons garder de chacune d'elles et ce que nous en devrons rejeter.

Dans une attaque de goutte régulière nous trouvons en premier lieu la douleur, comme symptôme constant et caractéristique. Cette douleur, comme nous l'avons fait voir plus haut, est d'une nature toute particulière, à tel point que tous les malades assurent n'en avoir jamais ressenti de pareille. Elle subsiste comme symptôme unique pendant plusieurs heures, sans qu'on observe d'autre changement dans la partie malade que peut-être un peu de tension et de petites secousses musculaires, symptôme qui n'est qu'un mouvement reflexe et n'est que secondaire.

La seconde manifestation qui suit presque toujours la douleur c'est la rougeur et le gonflement, la troisième qui est la fièvre est déjà moins constante.

Nous avons donc comme manifestation primitive et unique pendant un certain temps, cette *douleur caractéristique.* Comme cette douleur provient du système nerveux, nous sommes amenés à placer son origine dans l'épanouissement des nerfs périphériques de l'endroit affecté. La violence et le caractère tout particulier de cette douleur nous font croire que les fibres sensitives des nerfs périphériques sont dans un état de surexcitation excessive. Cette surexcitation se communique à d'autres parties nerveuses, par sympathie, et engendre ainsi la suite des symptômes secondaires. Nous avons déjà mentionné comment, d'après la loi de la synergie, l'irritation des nerfs moteurs de la partie souffrante, se traduit de bonne heure au dehors par des crampes. Ce n'est que sensiblement plus tard que, d'après la loi de l'antagonisme, il se produit une irritation moins forte des nerfs vasculaires, se traduisant au dehors par l'élargissement des veines, grandes et petites, qui sont gorgées de sang, ainsi que les capillaires, et enfin par de l'exsudation et de l'extravasation.

C'est l'excitation sympathique des organes centraux qui détermine ensuite les autres exaltations psychiques, ainsi que la fièvre. Les manifestations secondaires sont comme telles en proportion directe avec la violence et la durée de la douleur, de manière qu'elles sont d'autant plus considérables que celle-ci est plus intense, et qu'elles se dissipent d'autant plus rapidement que la douleur s'évanouit elle-même de bonne heure. La manifestation primaire est constante, les symptômes secondaires le sont beaucoup moins, et manquent dans certains cas, quand l'influence prédominante et primitive a été trop faible, ou quand la constitution était déjà affaiblie, ou bien encore quand, à la suite d'autres causes plus ou moins obscures pour nous, l'action sympathique n'est pas arrivée à son développement complet. Comme ces derniers cas sont très-importants pour nous, en démontrant la justesse de notre manière de voir, nous allons en communiquer quelques-uns.

Voici ce que raconte Gairdner: Un soir à un dîner, je remarquai un Monsieur qui, ayant été très-gai jusque-là, pâlit subitement et se plaignit d'une douleur violente qu'il ressentait dans la paume du gros orteil. On découvrit la partie qui *tremblait de douleur*, mais sur laquelle on ne put pas constater le moindre changement, ni de volume ni de couleur. J'examinai plus attentivement le malade, qui disait s'être toujours très-bien porté, et je me déclarai pour une attaque de goutte. On rit beaucoup de mon diagnostic, et comme au bout d'une demi-heure la douleur avait entièrement disparu, ce Monsieur se rendit à un bal où il dansa très-souvent. Mais le lendemain matin je fus appelé chez lui, car la douleur était revenue, et cette fois elle occupait l'autre orteil. Au moment où j'arrivais chez lui il était en train de sortir, car au bout de peu de temps la douleur avait de nouveau disparu. Je n'entendis plus parler de lui pendant trois semaines, quand on m'appela de nouveau; cette fois la douleur avait son siége au talon, et il fut atteint d'une forte attaque avec tous ses symptômes caractéristiques.

Voici ce que raconte Van Swieten[1]: En descendant de voiture un Monsieur éprouva une douleur tellement violente au gros orteil, qu'il crut s'être fait une luxation. Cette douleur n'eut pas d'autre

[1] *Commentar*, S. 120.

suite et se dissipa rapidement. Mais après un an elle revint, et cette fois accompagnée de tous les symptômes d'une attaque régulière.

J'ai moi-même observé le cas suivant: Un patient âgé de quarante-neuf ans, gourmand, corpulent, affecté de pléthore abdominale, sans prédisposition héréditaire sensible, souffrait depuis huit ans d'attaques de goutte régulières, qui revenaient deux ou trois fois par an, et disparaissaient sans laisser le moindre dépôt. Dans sa quarante-sixième année il fut affecté d'hémorrhagies hémorrhoïdales qui l'affaiblirent beaucoup, mais à la suite desquelles la goutte ne se montra plus pendant toute une année. Au bout de ce temps elle revint à l'époque ordinaire et aux mêmes intervalles, seulement elle se bornait à la douleur violente si bien connue, douleur qui durait pendant plusieurs heures avec la même violence et qui revenait souvent les jours suivants, sans qu'on pût jamais observer le moindre changement de forme ou de coloration de la partie affectée, et sans qu'il y restât de la sensibilité après sa disparition. Il fut pris d'une de ces attaques sous mes yeux, pendant son traitement thermal. Il est digne de remarque qu'après la cure qui fut terminée et complétée par l'usage des eaux de Schwalbach, et qui fortifia beaucoup son corps, l'attaque se reproduisit avec des manifestations secondaires. Gairdner dit avec raison que chaque médecin un peu expérimenté doit avoir observé des cas semblables. Ces manifestations s'observent surtout d'une manière très-fréquente au commencement de la goutte atonique, primitive ou secondaire, quand, par suite de la faiblesse du système nerveux, la force de réaction étant complétement perdue, on n'observe plus que des symptômes secondaires, cas dans lesquels il faut aussi ranger celui dont nous venons de parler.

D'après ce que nous venons de dire nous nous croyons autorisés à admettre: que l'attaque de goutte consiste *dans une irritation primitive (idiopathique) des épanouissements des nerfs périphériques*, qu'il faut la ranger parmi les névroses, et que c'est dans cette classe de maladies qu'on trouve ses analogies et ses liens de parenté. Nous étaierons de plus notre opinion des raisons suivantes, qui toutes font voir que son caractère principal est celui d'une névrose.

Ce sont:

1° L'état du système nerveux avant l'attaque, avec les symptômes d'excitation ou de dépression qu'il présente; les causes occasionnelles qui toutes exercent leur influence sur le système nerveux; les sensations de frôlement, de courant d'air, d'eau qui sourdrait à travers les nerfs de la partie qui va être prise, toutes manifestations que Valleix donne comme les symptômes caractéristiques de la névralgie.

2° Les intermittences pendant l'attaque elle-même, qui sont souvent tellement complètes qu'on peut regarder l'attaque comme une suite de plusieurs petites attaques qui viennent et s'en vont à une heure déterminée.

3° Le rhythme des attaques, qui sont tantôt annuelles tantôt semestrielles, et qui reviennent à leur moment fixe et ordinaire, malgré toute espèce de traitement prophylactique.

4° Sa tendance à la métastase, qui se produit subitement sous l'influence d'une cause nuisible extérieure, avec disparition de toute espèce de douleur dans la partie primitivement attaquée.

5° Le caractère particulier de ces métastases qui se caractérisent sur la partie affectée secondairement par des symptômes nerveux, que ce soit par de l'irritation ou par de la dépression de ce système, sans qu'à l'autopsie on puisse constater la moindre lésion matérielle.

6° Le résultat des traitements employés, qui nous apprennent que tous les narcotiques, et surtout l'opium et le colchique, soulagent la douleur et peuvent même la couper quand tous les autres moyens qu'on peut employer restent sans effet.

7° La faiblesse nerveuse particulière qui persiste pendant quelque temps dans la partie qui a été affectée.

L'attaque de goutte a beaucoup d'analogie avec ces névralgies qui sont en même temps combinées avec des troubles végétatifs de la partie douloureuse; tous les névralogistes, tels que Romberg, Valleix, Earle, B. Brodie, ont insisté là-dessus. C'est Henle [1] qui a formulé d'une manière si lumineuse la loi d'après laquelle une irritation des nerfs sensibles, provenant de cause interne, produit très-souvent une dilatation paralytiforme des vaisseaux, avec ses conséquences naturelles: augmentation des sécrétions, gonflement, rougeur, formant ainsi un ensemble symptomatologique qui a une grande analogie avec les symptômes de l'inflammation véritable. Le même auteur rapporte en même temps plusieurs exemples très-caractéristiques à l'appui de son opinion. C'est d'une manière tout à fait analogue que dans une attaque de goutte, il se joint à l'irritation primitive des nerfs sensibles ces troubles de la vie végétative qui forment le cortége des symptômes secondaires.

Il faut admettre que dans l'attaque de goutte le siége de la maladie doit être placé dans la partie douloureuse elle-même, quoique l'irritation puisse provenir de causes générales et centrales; c'est

---

[1] *Handbuch der rationellen Pathologie.* 3te Aufl., Bd. 1, S. 236.

même par là que celle-ci se distingue de la véritable névralgie, dans laquelle il faut rechercher la cause prochaine de la douleur, soit dans le tronc nerveux, soit dans les centres nerveux, et dans laquelle la douleur elle-même, d'après la loi des manifestations excentriques, est ressentie à la périphérie. Voici les raisons sur lesquelles nous appuyons notre opinion:

1° En exerçant une forte compression sur le nerf sciatique, on peut dans la sciatique faire cesser la douleur presque complétement.

2° L'attouchement et la compression de la partie douloureuse exaspère à un haut degré la douleur dans la goutte, ce qui n'est pas pour les maladies dont le siége est dans les centres nerveux, comme la névralgie, dans laquelle au contraire, la compression procure très-souvent du soulagement.

3° L'attaque se fixe de préférence sur un endroit qui présente déjà une irritation locale.

4° La métastase est le plus souvent provoquée par une cause qui frappe la partie douloureuse elle-même, et la maladie peut être rappelée à ce même point par une irritation locale.

5° Un traitement local procure très-souvent du soulagement.

6° L'autopsie donne toujours des résultats négatifs. On n'a jamais trouvé, ni sur les troncs nerveux ni dans les centres, des altérations constantes qu'on pourrait regarder avec une certaine vraisemblance comme la cause prochaine de la douleur. Il est vrai que Bizet a constaté quelquefois de la rougeur inflammatoire de la queue-de-cheval, et il s'est appuyé là-dessus pour attribuer la goutte à des excès vénériens, et pour placer son point de départ dans une irritation de la moelle épinière, mais cette opinion n'est confirmée par aucun fait positif. Graves a souvent observé que les troncs nerveux de la partie souffrante sont endoloris, et j'ai pour le moment en traitement une goutte atonique dans laquelle j'ai constaté la même chose; mais ce symptôme est loin d'être constant, et ces cas ne prouveraient toujours qu'une chose, c'est que l'irritation des filets nerveux périphériques s'est propagée aux troncs eux-mêmes.

Le siége de l'affection doit donc être cherché dans l'épanouissement périphérique des troncs nerveux qui se rendent à l'articulation métatarso-phalangienne; par conséquent dans les derniers embranchements du nerf dorsal interne et externe du pied, ainsi que dans le nerf plantaire interne et externe. Ce qui fait que dans la goutte ce sont surtout les articulations qui sont prises, c'est la richesse en nerfs des appareils articulaires et surtout des capsules, richesse qui les rend excessivement sensibles, et qui est cause aussi qu'ils réagissent très-facilement contre toute irritation centrale.

On ne peut rien dire de certain sur la nature plus intime de cette irritation goutteuse. Nous ignorons complétement quels sont les altérations anatomiques, ou les troubles fonctionnels qui se produisent dans ces fibrilles nerveuses si fines, pour provoquer cette douleur si caractéristique de la goutte. Les symptômes de l'attaque ne nous permettent de tirer aucune conclusion; les recherches anatomo-pathologiques et microscopiques sur ces fibrilles nerveuses irritées nous font complétement défaut, et nos connaissances sur le processus pathologique et les altérations organiques qui peuvent exister dans toutes les névropathies, et même sur l'activité physiologique des nerfs, sont encore trop peu étendues pour que nous puissions en tirer une conclusion quelconque tant soit peu vraisemblable.

Nous sommes autorisés à admettre que cette irritation doit être de *nature spécifique.* Tout nous porte à admettre cette spécifité; la manière toute particulière dont se fait l'apparition de l'attaque, qui n'a point d'analogue dans toute la pathologie; l'identité avec laquelle elle revient constamment chez le même individu et chez d'autres, ainsi que la stabilité de la maladie qui est toujours la même depuis des siècles. Beaucoup d'auteurs ont cru pouvoir regarder cette irritation comme de nature inflammatoire; Ch. Mackin se déclara pour une inflammation de la moelle épinière. Ce qui leur a fait admettre cette opinion, c'est en partie la violence de la douleur, en partie les symptômes de rougeur, de gonflement etc. Mais, comme le fait observer fort judicieusement Gairdner, tout le caractère de la maladie qui est profondément atonique, combat cette manière de voir. De plus ces symptômes inflammatoires sont trompeurs et ne sont, comme nous l'avons fait voir, qu'un produit secondaire, et dans la goutte la douleur est aussi peu une preuve d'inflammation que dans la migraine ou dans toute autre névralgie. Ce qui est encore une preuve contre une affection inflammatoire des nerfs c'est la durée de la douleur qui souvent ne persiste que quelques heures, son intermittence, sa périodicité, l'effet qu'on obtient des narcotiques, ainsi que les caractères du produit pathologique. En effet, l'exsudation qui se fait dans les cavités articulaires et dans le tissu cellulaire ambiant est complétement différent de ces exsudations liquides inflammatoires qui renferment de la fibrine et qui fournissent le cytoblastème pour des productions organiques ultérieures; elle ressemble plutôt à ces épanchements séreux qui se font par transsudation à la suite de stases veineuses incapables de subir une transformation organique ultérieure, et plutôt soumises aux lois de la nature inorganique. Aussi voyons-nous des concrétions se former par cristallisation dans l'exsudat qui n'a pas été résorbé.

L'exsudation goutteuse a beaucoup d'analogie avec ces épanchements séreux qui se forment quelquefois si rapidement à la suite de congestion veineuse, et que Fuchs a tous réunis dans sa famille morbide des hydrochyses.

Nous arrivons maintenant à la question importante de savoir comment se produit l'attaque de goutte, que nous avons désignée comme une irritation spécifique des nerfs périphériques.

Tous les auteurs s'accordent à dire qu'elle doit avoir pour point de départ une cause constitutionnelle par le développement progressif de laquelle l'attaque finit par se former, et cela souvent même sans l'influence et la coopération de causes excitantes extérieures. Nous savons que pour que cette irritation se produise il faut deux conditions : l'irritabilité de la fibre et l'action d'une cause irritante. Plus l'une de ces deux conditions est développée, moins l'autre a besoin de l'être pour produire un résultat. Dans toute irritabilité morbide il peut y avoir trois choses possibles : ou bien l'irritabilité est anormale, ou c'est la cause irritante qui prédomine, ou bien les deux sont prononcées au même degré, et nous serons par conséquent obligés dans l'irritation goutteuse de nous prononcer pour l'un ou l'autre cas. Je crois qu'en général c'est le dernier qui se présente dans une attaque de goutte, car nous avons d'un côté une irritabilité morbide de la fibre nerveuse, et très-fréquemment il s'y joint une irritation anormale.

Mais si nous voulons aller plus loin, si nous voulons savoir dans laquelle de ces deux conditions anormales réside le caractère primitif, constant, caractéristique de l'attaque de goutte, nous n'hésitons pas à nous prononcer pour *l'irritabilité spécifique* des nerfs; car il nous est impossible de constater le moindre caractère de spécificité dans les causes excitantes qui varient à l'infini.

Cette irritabilité spécifique du système nerveux périphérique, que nous regardons comme la cause prochaine de l'attaque de goutte, provient directement de la diathèse, comme celle-ci n'est elle-même que le développement de la prédisposition. Cette diathèse paraît consister en un trouble particulier du système nerveux que nous ne connaissons pas autrement que par les conclusions que nous pouvons tirer de ses symptômes. Ses premières manifestations comme diathèse consistent dans un défaut d'innervation et dans l'atonie des nerfs de la vie végétative, à la suite desquels les fonctions de la digestion, de l'assimilation, de la nutrition et de la sécrétion sont troublées. De tous ces troubles fonctionnels ce sont ceux du système urinaire qui se montrent en premier lieu et de la manière la plus constante. Comme résultat de cette anomalie fonctionnelle nous observons une dyscrasie sanguine qui est caractérisée constamment par un excès d'acide urique, souvent aussi par un excès d'urée, par les éléments des sécrétions du foie et de la peau qui sont retenus dans le sang, et enfin par un développement extraordinaire du système veineux. Cette altération des humeurs réagit d'une façon extrêmement fâcheuse sur tout l'organisme, la nutrition s'altère, surtout celle des nerfs, la faiblesse de ceux-ci s'en trouve augmentée, leur irritabilité s'accroît et n'agit pas seulement par là comme cause prédisposante pour le développement de l'attaque, mais elle prépare encore ces états qui peuvent servir comme cause excitante, comme un irritant qui provoquerait l'attaque directement.

Cette excitation qui provoque l'attaque est tantôt interne, tantôt externe. Parmi les irritants externes il faut ranger toutes les causes occasionnelles que nous avons énumérées plus haut. Dans beaucoup de cas cette irritabilité spécifique du système nerveux est développée à un si haut degré que les irritants ordinaires du monde extérieur suffisent pour provoquer une attaque. Les causes irritantes intérieures ne sont pas toujours appréciables. Dans beaucoup de cas où la disposition nerveuse est très-développée, les processus physiologiques ordinaires de l'organisme paraissent suffire pour déterminer une attaque; mais en général on peut invoquer l'action d'une cause anormale. Cette dernière consiste souvent dans une maladie accidentelle et hétérogène qui agit comme cause déterminante de l'attaque, telle que la fièvre, une diarrhée, des infarctus, des inflammations, des flux sanguins, des catarrhes etc. Mais souvent aussi elle est provoquée par les produits pathologiques de la diathèse elle-même. En première ligne nous placerons ici les turgescences et les stases veineuses, qui deviennent une des causes déterminantes les plus fréquentes de l'attaque par la pression qu'elles exercent tantôt sur le système nerveux en général, tantôt sur les organes centraux, mais particulièrement par la pression locale qu'elles exercent sur les nerfs d'une certaine partie. La pression centrale à la suite de stase veineuse exerce particulièrement son action sur les différents plexus du système nerveux du bas-ventre, et par suite sur la moelle épinière, par l'intermédiaire des filets de communication.

La pression veineuse locale dans la partie affectée agit si souvent comme cause excitante et déterminante, que Gairdner s'en est autorisé pour y placer la cause unique de l'attaque.

Il faut placer en seconde ligne l'hyperémie et le gonflement d'organes isolés et avant tout du foie. Nous avons déjà mentionné plus haut comment, sous l'influence de la congestion veineuse de la diathèse goutteuse, cet organe est souvent déjà gonflé avant l'attaque, pour reprendre son volume normal dès que celle-ci est passée. Beaucoup d'auteurs inclinent à regarder cet état du foie comme la cause déterminante la plus importante de l'attaque.

En troisième ligne se range la dyspepsie. Toute irritation de l'estomac qui provient de cette dyspepsie, se communique, vu la sympathie très-active qui règne entre cet organe et tout le système nerveux, avec beaucoup de facilité à la périphérie, comme nous l'observons aussi très-fréquemment dans toutes les autres névropathies, et concourt à la production de l'attaque.

Beaucoup d'auteurs modernes sont d'avis que l'excès d'acide urique qui se trouve dans le sang doit être considéré, sinon comme la cause prochaine de l'attaque, du moins comme un irritant du système nerveux qui deviendrait comme tel la cause déterminante la plus importante. Pour bien juger cette manière de voir, et en général pour fixer d'une manière définitive la signification réelle de l'action de l'acide urique dans la goutte, nous allons examiner d'une manière approfondie comment cet acide se comporte avec l'organisme.

Nous savons que l'acide urique est un des éléments constituants de l'urine normale, qui en renferme chez un homme sain, quand elle a été recueillie pendant vingt-quatre heures, de 0gr,495 jusqu'à 0gr,557 d'après Becquerel, et de 0gr,5 jusqu'à 0gr,8 d'après Neubauer. Quand il est à l'état de pureté, il cristallise sous forme de lamelles unies à aspect rhomboïde, ou bien en solides à six faces; il est insipide et inodore, et ne se dissout qu'à peine dans l'eau (une partie d'acide urique demande 13 à 15,000 parties d'eau froide, et 18 à 19,000 parties d'eau chaude pour se dissoudre); en revanche il se dissout assez facilement dans une solution de phosphate de soude et dans beaucoup d'autres solutions salines et alcalines. Il enlève à ces sels une partie de leur base, s'y combine et donne par-là naissance à des sels acides. Les sels que forme l'acide urique avec ces bases, ou les urates, sont en général très-solubles. L'urate de soude, qui est d'après Garrod la combinaison sous laquelle on trouve l'acide urique dans le sang, se dissout dans 124 parties d'eau bouillante, et dans 1500 parties d'eau froide. Les recherches modernes nous ont bien fait connaître quelques-uns de ses rapports physiologiques; mais bien des choses restent à faire et nous sont encore inconnues. Nous savons maintenant que ce sel n'est pas un produit des reins, mais qu'il existe déjà dans le sang normal, et que les reins, mais les reins seuls, sont chargés de l'éliminer. Il fait partie de la métamorphose rétrograde des éléments azotés, et est en étroite corrélation avec l'urée, en laquelle il se transforme par suite des progrès de l'oxydation.

Frerichs[1], ainsi que Neubauer[2], en nourrissant des animaux avec de l'acide urique, ont prouvé qu'il se décompose dans l'économie animale en urée, en acide oxalique et en acide carbonique. On peut encore le décomposer dans ces mêmes éléments en le traitant par le peroxyde de plomb ou par l'hypermanganate de potasse; on obtient encore de l'urée, de l'acide oxalique et de l'acide carbonique.

Il paraît donc hors de doute que dans l'état normal de l'économie animale, l'acide urique se transforme en partie en urée par suite des progrès de l'oxydation. En confirmation de cette théorie nous pouvons citer les expériences de Lehmann, de Becquerel et de Gairdner, qui ont constaté qu'il y a toujours un rapport inverse dans l'excrétion de ces deux substances, de manière que quand il y a augmentation dans la quantité d'acide urique excrétée il y a diminution dans la quantité normale d'urée, et *vice versâ.* Mais cette proportion ne peut toutefois jamais être qu'approximative, car il y a encore une autre source de formation de l'urée, qui est la transformation rétrograde des éléments azotés. Quel est l'organe qui forme l'acide urique? Voilà ce qu'on n'a pas encore pu découvrir jusqu'ici; d'après les expériences et les recherches les plus récentes que nous devons à Ranke[3], il n'est pas improbable que c'est la rate qui est l'organe formateur de ce produit. Déjà avant lui Scherer prétendait avoir trouvé de l'acide urique dans le liquide de la rate, et Virchow a avancé que dans la leucohémie, l'acide urique se trouve augmenté. Ranke non-seulement a constaté ce dernier résultat, mais il a fait de plus la découverte remarquable que par l'administration du sulfate de quinine on diminue considérablement son excrétion, et il croit pouvoir attribuer ce résultat à l'effet contractant que ce sel exerce sur cet organe. Nous rappelerons encore ici comme confirmatives de cette opinion les observations qu'ont faites d'autres médecins sur l'augmentation de l'excrétion de l'acide urique dans la fièvre intermittente. Comme nous regardons la rate comme l'organe qui a pour fonction d'opérer la métamorphose rétrograde des globules sanguins, et que l'acide urique appartient aussi à cette métamorphose élémentaire,

---

[1] *Annalen der Chemie und Pharmacie*, Bd. 68.

[2] *Ibid.*, Bd. 99.

[3] *Beobachtungen und Versuche über die Ausscheidung der Harnsäure beim Menschen.* München 1858.

cette opinion présente certaines probabilités, mais cependant elle a encore besoin d'être confirmée par des recherches ultérieures.

Même à l'état normal l'excrétion de l'acide urique présente des variations assez fréquentes, variations qui, d'après Neubauer, peuvent être de 0gr,2 à 1 gramme, dans les vingt-quatre heures. D'après les observations qu'on a faites jusqu'à présent, la formation et l'excrétion de l'acide urique se trouvent augmentées par l'ingestion d'une plus grande quantité d'aliments azotés qu'à l'ordinaire, par la diminution de l'activité respiratoire, par le repos et le sommeil, et aussi, d'après Ranke, par un exercice exagéré.

A l'état maladif, l'augmentation de la quantité d'acide urique du sang peut être produite par trois causes différentes: ou bien il y a production exagérée comme nous l'observons dans les troubles de la digestion, et en général dans toutes les anomalies de la nutrition; ou bien la transformation en est incomplète par suite d'une oxydation insuffisante, comme cela arrive quand il y a une maladie des poumons, du cœur ou du foie; ou bien encore il y a un obstacle à son excrétion comme nous l'observons dans les maladies des reins, avec arrêt de sécrétion, ainsi que dans l'hystérie et dans l'intoxication saturnine chronique. D'après les expériences qu'on a faites jusqu'à présent sur la manière dont se comporte cet excès d'acide urique dans le sang, on a établi:

1° Que cet excès d'acide urique n'exerce en général sur l'organisme aucune influence nuisible. Neubauer a nourri des lapins avec de l'acide urique en leur en donnant jusqu'à 12 grammes par jour, sans qu'ils parussent en éprouver le moindre inconvénient. Tous les états pathologiques qui produisent un excès d'acide urique existent très-fréquemment pendant plusieurs années, et même pendant toute la vie, telles que des affections du cœur, l'emphysème etc., sans que la constitution se ressente d'une manière sensible de cette accumulation.

2° Que cet acide urique en excès, comme du reste tous les autres éléments excrémentitiels qui sont retenus dans l'organisme, exercent sur celui-ci, non une action irritante, mais au contraire une action déprimante. Nous trouvons les exemples les plus frappants de cette action dans les cas où la sécrétion urinaire est subitement supprimée et où toute la quantité d'acide urique est retenue dans le sang. Dans ces cas nous n'observons jamais de symptômes d'irritation, mais des symptômes de dépression, tels que de la fatigue, des vertiges, de l'étourdissement, du sopor, — symptômes que produit aussi l'usage des narcotiques.

L'excès d'acide urique dans le sang des goutteux est un produit de la diathèse. L'accumulation en est tout d'abord provoquée par le défaut d'excrétion des reins; plus tard les troubles de la digestion et de la nutrition non-seulement en augmentent encore la quantité, mais encore les stases sanguines, si fréquentes, qui se présentent alors, et la diminution de la respiration qui en est la suite, font que la transformation en urée ne s'en fait plus complétement. D'après ce que nous venons de dire plus haut, cet excès d'acide urique pourra donc produire les symptômes qu'on observe si souvent dans la goutte, les vertiges, le malaise, la fatigue etc.; elle peut altérer la nutrition, affaiblir les nerfs et agir ainsi comme cause prédisposante de la goutte. Mais nous lui refusons la capacité de pouvoir produire un effet excitant et de provoquer ainsi une attaque.

Comme nous avons dépassé les limites qui nous séparent des humoristes en général, et des partisans de la théorie de l'acide urique en particulier, nous croyons nécessaire, pour bien nous faire comprendre, de formuler notre manière de voir dans les propositions suivantes:

1° La prédisposition goutteuse, qu'elle soit héréditaire, spontanée ou acquise, consiste dans une altération particulière du système nerveux.

2° Nous ne possédons aucun signe qui nous permette de conclure à la présence de cette prédisposition, et ce n'est que par son développement complet, quand elle donne naissance à la diathèse, que nous pouvons la constater. Tout ce que l'on a dit sur un habitus goutteux ou sur certains signes corporels caractéristiques, est de nulle valeur.

3° Il n'est par conséquent possible de reconnaître cette prédisposition que d'après ses symptômes, et d'en juger d'après ces derniers. La cause intime nous est inconnue et probablement le restera toujours; elle est enveloppée de cette obscurité impénétrable qu'un être supérieur a jetée sur le principe et l'essence de toutes les choses humaines.

4° La prédisposition goutteuse est plus ou moins prononcée suivant chaque individualité, de sorte qu'il faut une influence favorable plus ou moins prononcée, suivant les cas, pour que celle-ci se développe. Quand elle existe à son plus haut degré, elle finit par se montrer par suite de son développement naturel, sans autre influence que ce développement lui-même, et les excitants normaux de la vie extérieure. Dans ces cas le genre de la maladie paraît être complétement formé dès le commencement, et ne plus attendre qu'un certain stade de développement de l'individu pour se montrer au dehors. Ceci nous représente le type le plus pur de la maladie.

5° La période de la vie qui est la plus favorable pour que cette prédisposition arrive à son développement parfait, c'est le moment où le corps a atteint tout son développement.

6° Les manifestations de cet état nerveux morbide particulier, que nous regardons comme la prédisposition goutteuse, peuvent être constatées dans les deux principales directions de la vie nerveuse, dans la direction de l'activité centrifuge, comme dans celle de l'activité centripète. Les symptômes morbides qui sont produits par la diminution d'activité sans la première direction, portent tous le cachet d'un manque d'innervation, d'atonie, et le groupe de symptômes qui en résulte appartient à la diathèse goutteuse; les symptômes qui se produisent dans la seconde direction sont caractérisés par une irritabilité morbide avec hyperestésie, et c'est ce groupe de symptômes particulièrement qui constitue l'attaque.

7° La diathèse goutteuse, qui commence au moment où la prédisposition, ayant atteint tout son développement, se montre au dehors, consiste dans l'action d'un influx nerveux morbide particulier sur les fonctions de la vie végétative, laquelle produit un état de faiblesse, de paresse et d'inactivité de ces fonctions. Ensuite nous voyons diminuer les sécrétions des reins, du foie et de la peau; le canal intestinal devient paresseux, la digestion, l'assimilation et la métamorphose s'altèrent, et la circulation est entravée. De toutes ces anomalies fonctionnelles aucune n'est aussi constante, et n'entraîne des suites aussi graves, que la diminution d'activité des reins; et je crois, d'après les observations positives faites jusqu'ici, que c'est ce symptôme qu'on doit regarder comme le symptôme essentiel de la diathèse goutteuse.

Le second trouble fonctionnel important, c'est celui de la digestion, mais la dyspepsie qui le caractérise n'en est pas un symptôme constant. Celle-ci manque souvent au commencement, et les symptômes particuliers par lesquels Garrod et d'autres ont voulu différencier cette dyspepsie des autres, pour en faire une dyspepsie goutteuse, ne se sont pas confirmés. En troisième ligne il faut ranger les troubles dans les sécrétions du foie et de la peau, la paresse de la circulation, de la métamorphose élémentaire et du canal digestif.

Quoique ces symptômes se présentent souvent, et qu'ils complètent le tableau morbide de cette maladie, ils ne sont cependant pas indispensables et l'on peut très-bien caractériser la diathèse goutteuse sans eux.

8° Les dépôts d'acide urique, que l'on observe si souvent dans la diathèse goutteuse, ne prouvent point que l'acide urique et ses sels soient éliminés en plus grande quantité comme on le croyait. Ils prouvent seulement que la quantité qui existe a été précipitée d'une manière assez complète du liquide qui le tenait en dissolution. La cause de cette précipitation abondante gît en partie dans la diminution de la quantité du véhicule qu'on observe dans la goutte, peut-être aussi dans la décomposition rapide des matières extractives, et, comme je le présume, dans la présence d'un acide libre, peut-être de l'acide lactique. La chimie organique n'a pas encore résolu ce problème.

9° Les troubles fonctionnels de la vie végétative ont pour résultat une altération du mélange du sang, parce que certains éléments qui devaient en être éliminés y sont retenus, que celui-ci en reçoit d'autres dont la transformation est encore imparfaite, et qu'enfin certains éléments que le sang renferme déjà se transforment d'une manière incomplète, ou en des produits autres que ceux qu'ils donnent l'habitude. Cette dyscrasie goutteuse du sang consiste constamment en un excès d'acide urique et fréquemment en un excès d'urée, en une *vénosité* anormale, en éléments biliaires et dans la rétention d'éléments combustibles tels que l'acide lactique.

10° Cette dyscrasie sanguine engendre une série de symptômes morbides de la diathèse, qui présentent tous le caractère de la dépression; ce sont des vertiges, de la dyspnée, des idées noires hypochondriques, une détente générale; elle est la cause principale des stases vasculaires et de l'hyperémie de certains organes; elle altère la nutrition, surtout celle des nerfs, dont elle augmente la faiblesse et l'irritabilité, et agit ainsi d'une manière prédisposante pour la production de l'attaque. Son action irritante ne gît pas dans sa composition chimique, mais dans la pression mécanique qu'elle exerce sur les vaisseaux et les organes.

11° Les causes prédisposantes extérieures agissent en augmentant ce trouble de l'influx nerveux, et la faiblesse et l'irritabilité des nerfs eux-mêmes; ou bien elles favorisent le développement de la dyscrasie sanguine. A aucune d'elles on ne peut attribuer un rapport spécial avec la goutte.

12° L'attaque de goutte consiste dans une irritation idiopathique spéciale des nerfs sensibles périphériques. La spécificité ne consiste pas dans l'agent irritant, mais dans l'irritabilité.

13° Cet irritant déterminant est très-variable, il peut être simple ou composé, interne ou externe, local, central, mécanique, chimique et dynamique, atmosphérique ou tellurique etc. Toutes ces causes provoquent l'attaque en excitant le système nerveux.

14° L'irritabilité spécifique du nerf et la cause excitante se complètent réciproquement dans la production de l'irritation, de manière que quand l'une de ces deux causes est très-active, l'autre peut l'être fort peu, et néanmoins elle produira également son effet. Ensuite nous voyons parfois la première attaque de goutte se produire souvent sous l'influence d'une cause extérieure puissante, tandis que d'autres fois, quand l'irritabilité nerveuse est très-prononcée, l'accomplissement normal des fonctions de l'organisme, ou les irritants ordinaires et normaux du monde extérieur suffisent pour provoquer une attaque, sans qu'il soit besoin de l'influence d'une autre cause excitante.

15° L'excitation primitive des nerfs sensibles dans l'attaque de goutte agit d'après les lois connues de la sympathie sur d'autres parties nerveuses, et provoque ainsi par cette action sympathique des mouvements reflexes des nerfs moteurs, avec des crampes toniques et cloniques; par l'antagonisme des nerfs vasculaires, elle provoque l'élargissement des vaisseaux, de la turgescence veineuse, avec exsudation et gonflements consécutifs de la partie souffrante; par l'excitation des centres nerveux, elle provoque une exaltation psychique, et, dans tout l'organisme, la fièvre. Toutes ces manifestations secondaires sont en rapport direct avec le degré de l'irritation primitive.

16° Il faut qu'il y ait encore un certain degré de forces pour que ces manifestations secondaires se montrent d'une manière régulière à la suite de l'irritation périphérique primitive. Si la constitution est naturellement faible, ou si elle a été affaiblie par une maladie, ou par suite d'autres causes encore inconnues jusqu'à présent, le procès morbide se développe d'une manière incomplète, l'irritation est faible, mais elle persiste longtemps; les manifestations secondaires locales se montrent incomplètes, les manifestations générales font tout à fait défaut, ou bien encore, à la suite de cette faiblesse, l'irritation voyage d'un endroit à un autre, de la périphérie vers les organes centraux, et manque de toute manifestation secondaire. Dans le premier cas nous avons un exemple de la goutte chronique, dans le second, de la goutte atonique.

17° La sérosité qui s'est épanchée secondairement dans la partie malade contient en dissolution de l'urate de soude en quantité anormale, et cela dans la même proportion que le sérum du sang lui-même. Si la constitution est encore puissante, cet épanchement se résorbera complétement; si elle est affaiblie, au contraire, la résorption ne se fera qu'en partie, et il se formera des dépôts d'urate de soude qui resteront sous forme de concrétions avec toutes les suites que celles-ci peuvent entraîner.

18° L'attaque de goutte se fixe sur l'épanouissement des nerfs périphériques, parce que ceux-ci réagissent en général très-facilement contre toute irritation locale ou générale ; elle se fixe particulièrement sur les articulations, parce que d'abord celles-ci sont très-riches en nerfs, ensuite parce qu'elles sont particulièrement exposées à l'influence des causes extérieures. Elle occupe de préférence l'articulation métatarso-phalangienne, parce que cette articulation, plus que toute autre, est exposée à une compression mécanique, à la compression extérieure par le poids du corps et de la chaussure, à la compression intérieure par la pression hypostatique de toute la colonne sanguine. Enfin elle se fixe de préférence sur le pied gauche, comme nous l'avons prouvé plus haut par la statistique, parce que les veines du côté gauche ont à parcourir un trajet plus long que ceux du côté droit pour arriver aux troncs principaux, ce qui fait que le retour du sang est plus pénible de ce côté, et que celui-ci y exerce une pression plus grande sur les nerfs et leurs embranchements périphériques que du côté droit.

19° Plus l'attaque de goutte s'est montrée de fois, plus facilement aussi elle revient, plus aussi la constitution s'affaiblira et s'approchera plus rapidement d'une destruction totale. Le bien-être temporaire qu'on observe si souvent après une attaque de goutte régulière n'est pas la suite de l'élimination de l'urate de soude qui s'est faite avec l'exsudation, car on observe ce bien-être surtout dans les cas où l'épanchement se résorbe complétement; il n'est pas non plus la suite de la destruction de cet urate de soude par l'inflammation, comme le croit Garrod, car ni la chimie ni la pathologie ne nous permettent d'admettre cette opinion; mais ce bien-être est l'effet, le produit de la réaction fébrile générale, de l'excitation de la force vitale, de la réapparition de l'activité des organes sécréteurs et de l'augmentation des sécrétions qui en est la suite. Ce bien-être est par conséquent en rapport direct avec la fièvre à ce point qu'il ne se produit pas quand celle-ci manque.

On pourrait peut-être encore attribuer une certaine part dans cette amélioration aux médicaments qui ont été mis en usage pendant l'attaque, à la diète sévère et au changement de régime du patient, ainsi qu'à l'avertissement que le malade a reçu par l'attaque elle-même.

Ces propositions pourraient peut-être servir de squelette pour bâtir une bonne hypothèse sur la goutte. Un certain nombre des opinions que j'ai émises, je les ai données sans preuves, mais je me propose de produire celles-ci dans une autre notice. En attendant on ne pourra pas me faire le reproche que je me suis allégé ma tâche. Du moment qu'il a été prouvé que l'excès d'acide urique dans le sang des goutteux est un symptôme constant, rien ne m'eût été plus commode que d'admettre ce fait comme la cause prochaine de la goutte et de rapporter à lui tous les symptômes morbides. Quoique j'aie déjà fait voir pourquoi je ne puis pas admettre cette théorie, je crois nécessaire de donner encore quelques raisons pour justifier mon opinion.

La théorie de l'acide urique, telle que l'a établie tout récemment Garrod avec une logique et une habileté remarquables, formule la proposition principale suivante : « Que l'excès d'acide urique « dans le sang est la cause prochaine de la goutte, et sa cristallisa- « tion dans les ligaments et les appareils ligamenteux articulaires, « la cause prochaine de l'attaque. »

Nous avons vu plus haut que la diathèse goutteuse repose sur une prédisposition et qu'elle n'est que cette prédisposition elle-même qui, arrivée à son développement parfait, se manifeste au dehors. Si nous demandons maintenant en quoi consiste cette prédisposition, nos adversaires eux-mêmes seront obligés d'avouer qu'elle n'est autre chose qu'une altération dynamique particulière de la vie nerveuse végétative, qui a pour suite des troubles fonctionnels. Nous sommes encore obligés d'admettre que l'acide urique est un produit excrémentitiel de l'organisme, dont l'accumulation dans le sang ne peut provenir que d'une augmentation dans sa formation ou d'un obstacle, d'un empêchement dans son excrétion. Tout autre mode de production ou de multiplication n'est pas supposable, il ne peut pas se multiplier par lui-même et ne présente non plus aucune ressemblance avec les principes contagieux qui, une fois dans le sang, se répandent et se multiplient dans toute l'économie, soit par contiguité, soit par fermentation. Comme l'acide urique ne possède point la propriété de se reproduire par lui-même, il faudra nécessairement rechercher les causes de son augmentation anormale dans le sang des goutteux en dehors de lui, et dans les fonctions qui concourent à sa formation et à son excrétion. Il n'est par conséquent qu'un produit secondaire, et ne peut pas être regardé comme la cause prochaine de la goutte.

Si cet excès d'acide urique dans le sang était la cause prochaine de la goutte, chaque fois que cet acide serait arrivé à une quantité déterminée, il devrait nécessairement produire toujours une attaque, et cela d'autant plus que d'après Garrod l'attaque serait le résultat d'un acte purement chimique de la cristallisation, en dehors et tout à fait indépendant de toute influence vitale. Mais nous connaissons actuellement déjà bon nombre d'états pathologiques dans lesquels cet acide se trouve en excès dans le sang, tantôt parce qu'il s'y forme d'une manière anormale, tantôt parce qu'il y est retenu, sans que pour cela il se produise une attaque de goutte. Nous voyons, par exemple, des cas de suppression subite et totale de la sécrétion urinaire, où toute la provision d'acide urique s'accumule dans le sang; dans ces cas on observe les symptômes qui indiquent un excès d'acide urique dans le sang, et qui consistent, comme nous l'avons fait voir plus haut, dans une dépression du système nerveux; mais d'attaque de goutte on n'en a jamais observé dans ce cas. Si donc l'acide urique peut être accumulé dans le sang en grande quantité, sans produire la goutte, il est évident qu'on ne peut point placer l'essence de cette maladie dans la présence de ce corps en excès et qu'il faut la chercher ailleurs.

D'après la théorie de Garrod l'attaque de goutte doit se produire quand l'acide urique se trouve dans le sang en quantité si considérable, qu'il cristallise d'après les lois de la chimie. Il faudrait donc prouver que son quantum a augmenté à ce point peu avant l'attaque. Mais l'expérience du fil n'a pas encore jusqu'à présent pu fournir cette preuve. Il est vrai que Garrod a prétendu que les causes occasionnelles ont pour effet, ou de produire une augmentation rapide de cet acide dans le sang, par l'ébranlement qu'elles impriment au système nerveux, en déterminant ainsi une suppression subite de la sécrétion urinaire, ou de déterminer sa cristallisation en amenant au sang des acides. Faisons remarquer tout d'abord que beaucoup de causes occasionnelles, et surtout celles qui ébranlent le système nerveux, provoquent quelquefois l'attaque avec une telle rapidité, qu'une augmentation de l'acide urique dans le sang, par suite de la suppression de la sécrétion urinaire, est matériellement impossible. Pour ce qui est des acides comme causes occasionnelles, ils agissent principalement par leur combinaison avec des crudités et des épices, d'une manière altérante et irritante sur l'estomac, et par là provoquent également l'attaque et très-souvent aussi avec une telle rapidité, qu'il est impossible qu'ils aient eu le temps d'acidifier ou de désalcaliniser le sang dans cet intervalle. Les acides mêmes sont loin d'avoir dans la goutte l'influence nuisible que beaucoup d'auteurs veulent leur attribuer. Je me rappelle encore parfaitement la grande réputation curative qu'on leur attribuait dans cette maladie il n'y a pas si longtemps. Voici ce qu'en dit le vieux Wendt[1]: « C'est ici le moment de faire « connaître les effets favorables qu'on a obtenus de l'emploi des « acides minéraux, dans le traitement de la goutte aiguë et de la « goutte nerveuse. Il y a surtout trois préparations dont l'expé- « rience a fait connaître la grande efficacité, ce sont: l'élixir acide

[1] *Die Gicht* etc., p. 99. Breslau 1844.

« de Haller, le tinct. arom. acid. et l'acide chlorhydrique. Dans « toutes les manifestations goutteuses, ces acides peuvent nous « rendre de grands services chaque fois qu'il y a prédominance « d'une irritabilité morbide, d'un trouble dans la vie ganglionnaire, « et une grande activité du système vasculaire. Rechfeld prétend « avoir vu disparaître des tophus goutteux par l'usage de l'acide « chlorhydrique.

« Un médecin célèbre, mon beau-père Ruppricht, avait une ha« bileté remarquable pour guérir les cas les plus graves de goutte « atonique et de goutte organique par l'administration de petites « doses d'élixir acide de Haller. » Une preuve encore plus concluante, que ce n'est pas l'augmentation rapide de la quantité d'acide urique du sang qui est la cause de l'attaque, nous est fournie par ces cas que rapportent Todd et d'autres, et dans lesquels c'est une saignée ou un flux hémorrhagique qui a été la cause prochaine de l'attaque; car il est évident que, dans ces cas, la perte de sérum, par suite de ces écoulements sanguins, a forcément amené une diminution directe de la quantité d'acide urique du sang. Une autre preuve contre cette opinion nous est encore fournie par la périodicité des attaques. Nous voyons en effet celles-ci revenir, et surtout celles à forme régulière, tout à fait indépendamment d'influences nuisibles extérieures et même chez ceux qui les évitent avec soin, dans leur rhythme annuel ou semestriel, comme on ne l'observe pour aucune autre maladie, si ce n'est pour les névroses.

Si c'est la cristallisation de l'urate de soude qui est la cause prochaine de la goutte, ce processus peut se faire en deux endroits, en dedans des vaisseaux eux-mêmes, ou en dehors. Admettons que le sang soit tellement riche en urate de soude qu'il s'y forme des dépôts, des cristaux isolés pourraient dans ce cas s'enclaver dans les capillaires les plus fins, comme cela se voit pour les corpuscules fibrineux, pour les globules purulents etc., et provoquer là une irritation mécanique. Un tel mode de procéder est possible dans la goutte, et comme ce sont principalement les articulations qui présentent les réseaux capillaires les plus fins, on expliquerait encore de cette manière comment ce sont les articulations qui sont affectées d'ordinaire. Mais en admettant toutes ces possibilités, on sera forcé de nous accorder que dans ces cas l'urate de soude ne peut agir que comme irritant mécanique, que l'inflammation qu'il provoque ne peut être qu'une inflammation simple, et ne peut pas par conséquent présenter ces symptômes tout particuliers, pathognomoniques, qui caractérisent l'attaque de goutte. Si donc il se fait dans le sang un dépôt de cristaux qui arrivent au moyen de la circulation dans les capillaires des articulations pour s'y enclaver, chose qui est fort possible et qu'on ne peut pas nier, ces cristaux ne pourront jamais par eux-mêmes provoquer une attaque de goutte, mais ils pourront exercer une irritation mécanique sur les nerfs qui présentent déjà une irritabilité spécifique, et devenir ainsi une de ces causes occasionnelles si nombreuses et si variées.

D'après Garrod cette cristallisation ne se ferait pas dans l'intérieur des vaisseaux, mais en dehors, par conséquent dans le plasma du sang transsudé.

Que cela se passe ainsi dans la goutte, c'est ce qui est hors de doute, car non-seulement nous voyons des concrétions se former dans le produit de l'attaque, dans l'exsudat, par la cristallisation de l'urate de soude, mais il se fait même, quand le sang est très-riche en urate de soude, des concrétions en d'autres endroits, comme dans le liquide nutritif, et cela sans la moindre irritation. Mais nous avons fait voir plus haut que cet exsudat n'est qu'un produit secondaire de l'attaque, et comme tel ne peut pas produire l'attaque elle-même, mais a besoin de la coopération d'une autre cause, et de plus nous venons de faire voir, il n'y a qu'un instant, que l'urate de soude cristallisé ne peut exercer qu'une irritation mécanique, car *corpora non agunt nisi soluta*. C'est de cette façon qu'il n'est pas rare d'observer que les concrétions déjà formées peuvent devenir une cause occasionnelle pour une attaque ultérieure, par l'irritation mécanique qu'elles exercent sur les tissus. On peut encore faire une autre objection à Garrod sur son opinion, quand il indique la cristallisation qui se fait en dehors des vaisseaux comme la cause prochaine de la goutte; voici cette objection qu'on ne pourrait pas faire à la cristallisation intra-vasculaire: si nous admettons qu'il se forme dans un endroit quelconque du courant circulatoire une cristallisation d'urate de soude, le dépôt qui s'est formé, vu le peu de solubilité du sel, doit occuper un volume beaucoup moins considérable que le liquide lui-même qui le tenait en dissolution: ce fait est confirmé tous les jours quand nous observons dans la goutte le dépôt solide qui reste de l'épanchement. On ne peut donc pas admettre qu'un cristal qui présente un volume quelques centaines de fois moins grand que le liquide qui le contenait, doive alors provoquer une irritation mécanique si violente.

En effet, nous voyons quelquefois se former à plusieurs endroits des cristaux d'urate de soude sans la moindre douleur, et même avec la formation de ces concrétions les douleurs de l'attaque disparaissent.

Il est impossible d'admettre comme cause prochaine de la goutte une cristallisation locale, quand on voit cette maladie présenter une si grande tendance à changer de siége et à former des métastases. Cette théorie est insuffisante pour expliquer d'une manière plausible cette manifestation, ou pour rendre raison de cette marche insolite.

On ne pourra jamais s'imaginer que cette transposition si fréquente de la maladie soit chaque fois provoquée par la formation de nouveaux cristaux sur la partie temporairement affectée. Que deviennent ceux qui se sont formés au siége primitif? Où sont les causes qui déterminent cette continuation dans la cristallisation? Ce qui s'explique le moins par cette théorie, ce sont ces métastases subites qui sont provoquées par une influence nuisible locale considérable. Comme ces derniers cas sont un excellent argument pour nous, et comme les cas de ce genre sont encore par-ci par-là mis en doute par quelques médecins, nous allons reproduire ici un exemple frappant que nous a fait connaître Alexandre[1] avec une rare franchise. Ce médecin fut appelé à la campagne chez un malade qui était atteint d'une attaque de goutte régulière, très-douloureuse, du gros orteil. Quand il eut écrit son ordonnance, et au moment où il était en train de quitter la chambre pour aller prendre un rafraîchissement, le malade lui dit: « Si vous vouliez « me permettre de mettre mon pied dans la neige, je suis persuadé « que cela me procurerait beaucoup de soulagement. » Alexandre répondit en plaisantant: « Voilà certainement une idée très-scienti- « fique, et je suis persuadé qu'un seul enveloppement suffirait. » A peine se trouvait-il depuis une demi-heure dans la salle à manger, qu'un domestique s'y précipita en s'écriant: « Vite du secours, « Monsieur, mon maître est sur le point d'expirer. » Il accourt et trouve une métastase sur le nerf vague, avec des crampes du diaphragme, de l'asthme, avec des interruptions de la respiration; le pouls ne battait plus que quarante fois et était à peine sensible, la figure était d'une pâleur mortelle et la peau était recouverte d'une sueur froide. Le pied malade était encore enveloppé de ce malheureux bain de neige, dont l'ordonnance, faite en plaisantant, avait été prise au sérieux. Des frictions sur le pied malade avec de la flanelle chaude, des applications de sinapismes loco dolenti, des frictions dans le creux épigastrique, l'inspiration de substances volatiles très-odoriférantes, et l'administration d'eau-de-vie très-chaude, dès que le malade put avaler, firent cesser la crampe, relevèrent les forces vitales et ramenèrent l'irritation goutteuse au gros orteil avec une douleur beaucoup plus intense que la première fois, de manière qu'au bout d'une heure tout était passé comme

---

[1] *Rheumatism and gout*, 1858.

si de rien n'eût été. Qui donc, dans un cas semblable, voudrait admettre comme cause prochaine de l'attaque de goutte, une cause aussi matérielle que la cristallisation de l'urate de soude?

Le bien-être qu'éprouvent si souvent les malades après une attaque de goutte régulière, Garrod cherche à l'expliquer par le fait que l'inflammation détruit l'urate de soude, et ce fait il veut le prouver par l'observation qui lui a appris que le sérum renfermé dans la cloche d'un vésicatoire appliqué sur une partie enflammée, ne contient pas d'urate de soude, et qu'à l'autopsie on n'observe des cristaux que sur les parties des cartilages qui présentent peu ou point de développement vasculaire. Mais ni la pathologie ni la chimie ne peuvent nous expliquer comment l'inflammation pourrait détruire l'urate de sonde. Un autre fait qui prouve contre cette opinion, c'est qu'on voit souvent apparaître une attaque de goutte après une maladie inflammatoire accidentelle, et cependant celle-ci aurait dû détruire l'urate de soude du sang. Si les cristaux se trouvent principalement dans les endroits qui présentent un développement vasculaire médiocre, cela ne prouve qu'une chose, c'est qu'à ces endroits ils n'ont point été résorbés par le défaut de l'activité vasculaire.

Finalement, la théorie de l'acide urique ne trouve point sa confirmation dans les résultats du traitement. Si en effet cet acide était la cause prochaine de la goutte, tout le traitement devrait consister dans la destruction ou l'élimination de ce corps. Mais les méthodes de traitement qu'on a instituées d'après cette indication théorique, n'ont pas du tout donné les résultats favorables qu'on en attendait. Ce traitement devait consister principalement dans l'usage du phosphate d'ammoniaque et des alcalins. La première méthode a été introduite et préconisée à Baltimore par Buckler. Le phosphate d'ammoniaque, pris à la dose de deux drachmes par jour, devait former avec l'urate de soude, par une double affinité, du phosphate de soude et de l'urate d'ammoniaque, sels qui sont tous les deux très-solubles et qui devaient être facilement éliminés par les reins. Ce mode de traitement parut très-rationnel aux partisans de la théorie de l'acide urique, et eut au commencement un très-grand retentissement. Mais aussi, autant que je sache, sa réputation ne s'est pas soutenue longtemps, et aujourd'hui il est complétement abandonné. L'usage des carbonates alcalins a tout aussi peu donné un résultat favorable de quelque durée. L'usage de ces derniers a pour effet de transformer l'acide urique, qui est très-peu soluble, ainsi que l'urate de soude, en urate de soude neutre, qui est beaucoup plus soluble; de maintenir ce dernier sel en dissolution en augmentant l'alcalinité du sang, et d'en provoquer, d'en favoriser ainsi l'élimination par les reins. Le mode d'emploi se fait principalement, depuis ces derniers temps, sous forme d'eaux minérales alcalines, par lesquelles l'effet soluble indiqué plus haut est encore augmenté au moyen de l'ingestion de l'eau, en même temps que celle-ci sollicite aussi les reins. Par ce mode de traitement on obtient en effet le résultat chimique énoncé plus haut. L'acide urique est excrété en plus grande abondance avec l'urine, la quantité en diminue dans le sang, les concrétions ne se forment pas si facilement, et même un certain nombre de celles qui existaient déjà se résorbent en totalité ou en partie; mais malgré tous ces résultats favorables, la goutte n'est pas guérie pour cela par l'usage de ces alcalins, les attaques reviennent comme avant et avec la même fréquence; et de plus, par l'usage trop longtemps continué de ces alcalins, ou par suite de l'administration de doses trop fortes, elle passe à la forme atonique. Dans le chapitre *Sur le traitement de la goutte* je citerai un exemple des résultats funestes qu'a amenés l'abus des eaux de Vichy. C'est avec raison que Trousseau[1] cherche à prévenir ses collègues contre les dangers de l'abus des eaux minérales alcalines dans le traitement de la goutte, et il trace un tableau très-sombre, mais très-vrai, de la cachexie qui en est la suite inévitable et qui devient funeste pour le malade.

Après avoir ainsi donné les raisons principales que nous pouvions invoquer contre la théorie de l'acide urique, nous croyons qu'il suffira de peu de mots pour réfuter l'opinion qui place la cause prochaine de la goutte dans une altération morbide du système veineux. La première théorie pouvait au moins s'appuyer sur la constance de la présence de cet excès d'acide urique, ce qui n'est pas même permis aux partisans de la vénosité. En effet nous rencontrons bon nombre de cas de goutte dans lesquels on ne peut constater ni pléthore abdominale ni vénosité au début de la maladie, et cela précisément dans les cas qui présentent les caractères les mieux prononcés de la goutte, et qui reposent sur une prédisposition héréditaire. Si même l'absence de ce signe était rare, cela n'y ferait encore rien, car une seule exception suffirait pour renverser toute la théorie. Qu'à la suite des troubles profonds et prolongés de la vie végétative dans la goutte, il se développe une vénosité maladive du sang, voilà ce qui est très-naturel, et cela d'autant plus que par suite d'ingestion anormale d'aliments fortement nutritifs et de boissons spiritueuses, il se fait une surcharge des organes et des vaisseaux; mais cette altération veineuse

[1] *Études sur les eaux minérales des bords du Rhin* (*Gazette des hôpitaux*, 1846).

du sang, loin d'être la cause, sera au contraire un produit de la diathèse goutteuse, et on peut lui opposer toutes les raisons que nous avons fait valoir plus haut contre la théorie de l'acide urique.

Tandis que d'un côté nous voyons souvent la goutte ne pas être accompagnée d'une vénosité maladive, nous voyons aussi d'un autre côté cette vénosité souvent très-développée, avoir pour suite d'autres maladies, mais jamais la goutte. Si donc à la suite de turgescence et de stase veineuse nous voyons dans un cas se montrer la goutte, et dans beaucoup d'autres des maladies toutes différentes, nous serons obligés de conclure que le quelque chose qui provoque la goutte, et qui lui imprime son cachet particulier, gît ailleurs que dans une vénosité anormale. Cette lacune n'a pas échappé aux plus clairvoyants des humoristes, et surtout à Gairdner, dont le coup d'œil était si profond, et qui ne peut pas même être rangé parmi les humoristes dans le sens strict du mot. Voici en effet ce qu'il dit p. 169 :

« Nous ne pourrons pas répondre à la question suivante qu'on « pourrait nous faire, savoir : pourquoi une constitution affectée de « cette manière a-t-elle, dans un cas, de la tendance à la goutte et « ne l'a-t-elle pas dans un autre ? Les progrès des sciences feront « voir si ce quelque chose d'inconnu que nous appelons prédispo« sition héréditaire et constitutionnelle, nous sera expliqué, ou « bien si cette connaissance restera toujours pour nous un secret « impénétrable. »

De même que dans la diathèse, de même aussi dans l'attaque, cette plénitude et cette pression veineuses de la partie souffrante ne suffisent pas par elles seules pour expliquer toutes les manifestations. Il est hors de doute que cette pression veineuse existe très-souvent, de même que d'après l'explication si ingénieuse de Gairdner cette pression peut dans ces cas agir comme cause déterminante pour la production de l'attaque ; mais ce que nous ne pouvons admettre, c'est que cette manifestation soit constante, et nous demanderons pourquoi dans d'autres états pathologiques, dans l'hypertrophie du foie par exemple, dans celle des ovaires, de l'utérus, dans les affections hémorrhoïdales etc., même dans cet état physiologique de la grossesse qui exerce une pression si considérable sur les troncs veineux des extrémités inférieures, dans laquelle on observe des varices, des épanchements séreux et même des manifestations douloureuses, nous demanderons, dis-je, pourquoi dans ces cas il ne se développe pas une attaque de goutte. C'est qu'il manque précisément cette irritabilité spécifique des nerfs, qui est le point caractéristique de la goutte. Une autre raison pour combattre la manière dont Gairdner veut expliquer la production de l'attaque se formule ainsi : en admettant que cette pression hypostatique puisse provoquer une attaque de goutte, comment ce médecin nous prouvera-t-il l'effet de cette pression quand l'attaque se localise ailleurs, à l'épaule par exemple, ou à la nuque ?

D'après ce que nous venons de dire il est facile de voir quelle est notre position vis-à-vis des rares solidistes, et pourquoi nous ne pouvons partager ni l'opinion de Bœrhaave ni celle de Van Swieten, de Broussais et de Cullen, et jusqu'à quel point nous nous rapprochons, au contraire, de Coppland.

DU TRAITEMENT DE LA GOUTTE.

Nous nous voyons forcés de réserver le tableau complet du traitement de la goutte pour une publication ultérieure; nous ne nous occuperons dans celle-ci que de présenter ses points de vue généraux et nous indiquerons brièvement le mode d'action et le mode d'emploi de quelques-uns des médicaments les plus importants.

Il fut une époque où l'on s'abstenait religieusement de traiter la goutte, car on regardait l'attaque comme une crise heureuse, et la goutte elle-même comme un préservatif puissant contre d'autres maladies graves, et dans ce temps-là on félicitait hautement les goutteux de la chance qu'ils avaient de posséder cette maladie, qui était pour eux une garantie d'arriver à un âge très-avancé. Cette opinion a été accréditée, non pas par des profanes, mais bien par les médecins eux-mêmes, seulement les premiers l'ont considérablement exagérée. C'est Sydenham lui-même qui le premier a mis en vogue cette erreur médicale. L'expérience avait appris à ce grand médecin que tous les moyens énergiques qu'on employait pendant la durée du paroxysme, tels que les fortes saignées, les purgatifs et les vomitifs violents qu'employaient les vieux médecins, ou bien les remèdes secrets que débitaient les charlatans de son temps, avaient toujours un résultat funeste, et que les moyens moins actifs restaient sans nul effet; et comme il admettait qu'il se faisait par l'attaque une élimination de la matière goutteuse qui se déposait sur les articulations, pour être rejetée de là au dehors par le moyen de la transpiration, il cessa toute médicamentation active et se contenta de prescrire le repos et la flanelle. Sur la foi d'une autorité aussi imposante, on n'employa rien contre l'attaque de goutte pendant tout le dix-huitième siècle, et l'on traita la diathèse par des moyens fort anodins, car l'opinion de la curabilité spontanée de la maladie, et la crainte d'intervenir d'une manière active par des médicaments, s'étendirent de l'attaque à la diathèse. C'est à cette époque qu'on prononça l'éloge de la goutte en discours public, comme l'ont fait Érasme et Cardane, et qu'on la chanta en vers et en prose, surtout en France, où parurent l'*Éloge de la goutte* et *Le goutteux en belle humeur* etc.

Mais cet âge d'or de la goutte est passé. Le dix-neuvième siècle regarde la goutte, non-seulement comme une maladie qui prépare à l'humanité les souffrances et les tourments les plus vifs, mais encore comme une maladie qui présente de graves dangers et qui abrége presque toujours la vie de ceux qui en sont atteints. Il a par conséquent imposé au médecin le devoir de chercher à la prévenir, à la guérir, ou au moins à l'amender en enlevant la souffrance. Cette différence dans la manière de voir des médecins modernes est évidemment le résultat de la connaissance plus exacte que nous avons acquise de la nature de la maladie, et d'une appréciation plus juste des moyens thérapeutiques dont nous pouvons disposer. Je crois cependant qu'il est encore une autre circonstance qui a coopéré à ce changement d'opinion. En effet en parcourant les anciens auteurs qui ont écrit sur la goutte au siècle dernier, nous sommes frappés d'étonnement, non-seulement en voyant avec quelle fréquence inusitée on observait à cette époque la forme régulière, mais encore en y trouvant tant d'exemples de cas dans lesquels les patients conservaient pendant plusieurs périodes décennales la goutte au même degré dans la forme régulière, se portant admirablement bien pendant l'intervalle des attaques, et arrivant ordinairement à un âge très-avancé. Les choses se passent tout autrement de nos jours, où la forme normale devient de plus en plus rare. Il y a déjà quelques années que j'ai fait et publié cette observation [1], et depuis ce temps ma propre expérience, qui s'est considérablement étendue, et les observations de mes confrères n'ont fait que confirmer cette remarque ainsi que mon opinion. Il y a déjà assez longtemps que Lippich [2] avait attiré l'attention sur ce fait, et tout praticien qui traite beaucoup de goutteux me donnera raison. Le motif de ce changement se trouve-t-il dans la transformation qu'a subie, par suite du temps, la maladie elle-même, que nous pouvons regarder comme une épidémie chronique, d'après l'opinion de Schopf; ou bien cette cause se trouve-t-elle dans la disposition nerveuse stationnaire qui caractérise notre époque, ou dans la dégénérescence de la génération actuelle, affaiblie par des excès de travail et de jouissances? Nous ne savons, mais ce qui est positif, c'est qu'à la suite de cette disposition, l'attaque de goutte,

---

[1] *Deutsche Klinik*, 1854.

[2] *Verhandlungen der Wiener Ærzte*, p. 111. 1843.

ayant toujours une grande tendance à présenter la forme chronique ou atonique, ne procure plus aujourd'hui le soulagement qui en résultait le siècle dernier, qu'elle présente des lésions plus internes et un danger plus réel, et qu'elle peut très-facilement causer la mort. Par suite aussi la responsabilité du médecin est devenue plus sérieuse, et aujourd'hui il est de son devoir de chercher à guérir la goutte.

Après avoir ainsi répondu à la question si l'on *doit* guérir la goutte, il nous reste maintenant à répondre à la seconde, si l'on *peut* la guérir. Cette dernière question a très-souvent été résolue par la négative, tant par des profanes que par des médecins même qui, découragés par l'insuccès complet des moyens qu'ils avaient employés, s'étaient abstenus de toute tentative de chercher à guérir cette maladie. Dans la recherche sur la curabilité de la goutte, nous serons obligés de distinguer soigneusement la curabilité de l'attaque de celle de la diathèse. Le traitement de l'attaque de goutte elle-même ne présente en général pas de grandes difficultés, et nous disposons de moyens thérapeutiques suffisants pour la mitiger, pour en abréger la durée, et même pour la couper. Il n'en est plus de même de la diathèse : la guérison en présente des difficultés très-grandes, et nous ne possédons pas un seul agent thérapeutique auquel on puisse attribuer une action directe sur cette maladie ou une action spécifique sur sa cause prochaine. Je ne suis pas très-éloigné de partager l'avis de ceux qui croient que la diathèse est incurable par les moyens pharmaceutiques, dans le sens strict du mot. La guérison n'en peut être obtenue que par des moyens hygiéniques, par la régularisation du régime dans toute l'étendue de ce mot, et par l'emploi des cures par les eaux minérales, lesquelles, à la vérité, n'ont pas de rapport direct avec la diathèse elle-même, mais fortifient l'organisme par leurs qualités restauratrices, en améliorant la composition des liquides de l'économie, en réveillant l'activité nerveuse, en faisant disparaître certains symptômes, en éliminant les produits de la diathèse, et concourent ainsi à la faire disparaître complétement. Les moyens pharmaceutiques ne trouvent leur emploi que temporairement pour soutenir tantôt le régime, tantôt l'emploi méthodique des eaux minérales.

Je n'hésite pas à déclarer que la diathèse goutteuse traitée de cette manière est parfaitement curable. Je possède pour preuves à l'appui un nombre assez considérable de cas de goutteux guéris d'une manière complète et durable, et beaucoup de confrères, étrangers et nationaux, qui ont dirigé le traitement d'accord avec moi, seront obligés d'en convenir. En revanche, dans beaucoup d'autres cas, le résultat obtenu s'est borné soit à procurer une amélioration passagère, soit à ramener et à maintenir la maladie dans sa forme régulière, et dans d'autres encore, disons-le pour rendre hommage à la vérité, tous nos efforts sont restés sans succès, et les malades ont continué d'une manière inévitable à marcher vers le terme fatal de leur destinée.

Les résultats incomplets qu'on obtient dans le traitement de la diathèse goutteuse trouvent souvent leur cause dans le caractère constitutionnel de la maladie, qui présente presque toujours dans ces cas une prédisposition constitutionnelle, et qui est profondément enraciné dans la vie nerveuse végétative; d'autres fois dans le manque absolu de moyens qui présentent une action spécifique et qui nous obligent à nous borner modestement à instituer un traitement symptomatique et reconstituant.

Mais ces derniers résultats sont souvent eux-mêmes considérablement amoindris par les difficultés que les goutteux opposent à la cure. Il y a tout d'abord une classe de goutteux qui, croyant à l'incurabilité de la goutte, ou faisant semblant d'y croire, ferment l'oreille à tout bon conseil, traitent eux-mêmes leur attaque avec un remède secret, ou, comme Sydenham, se consolent à la pensée qu'ils sont atteints de la maladie des grands hommes, et continuent du reste leur genre de vie accoutumé. On les entend souvent citer le vieux proverbe: « la goutte ne peut être guérie que par la goutte », et en effet la goutte les guérit souvent très-rapidement de tous leurs maux, car la plupart d'entre eux meurent d'apoplexie. Cette classe de malades n'est pas la plus mauvaise pour nous, car elle ne nous donne aucune peine.

Mais il est une autre espèce de goutteux, qui seraient enchantés d'être débarrassés de leur maladie, qui croient très-volontiers à la curabilité de la goutte comme ils croient à l'Immaculée-Conception, avalent avec le plus grand plaisir tous les médicaments possibles, boivent leur eau minérale et prennent leurs bains en conscience, et peut-être encore, pour être bien sûrs de guérir, font usage en même temps d'un remède secret qu'un charlatan leur a vendu fort cher, mais qui, dès que vous leur parlez de régime, faiblissent ou bien se regimbent. Toutes vos remontrances sont vaines, toutes les expériences qu'ils font du danger de leur obstination ne leur profitent pas, *et quoties bovem fulcro pellas tamen semper recurrit.* Souvent cette faiblesse et ce manque total de force morale m'a donné à réfléchir et a excité ma compassion. Chez ces malades il s'est développé une sensualité toute particulière, symptôme ou suite de la maladie elle-même, une irritabilité nerveuse comme nous l'observons quelquefois dans l'hystérie, soit que les douleurs qu'ils ont supportées pendant si longtemps aient exagéré à ce point le désir de jouissances sensuelles agréables, soit encore que cette habitude, continuée pendant de longues années, ait changé leur tempérament. Ce qui est certain, c'est qu'ils sont poussés vers les jouissances sensuelles par une force irrésistible. Peut-être pourrait-on appliquer ici les paroles de Börne qui dit : « la sensualité est souvent la suite et non pas la cause d'une santé délabrée. »

Une troisième classe de goutteux, qui cherchent à rapetisser nos succès, se compose de ces malades qui ne se soucient pas du tout de guérir complétement, mais qui font chaque année un traitement thermal, pour restaurer le corps après les plaisirs de l'hiver, et pour rendre leur estomac et leurs nerfs capables de supporter une nouvelle dose de jouissances. Chez ceux-là le traitement est un véritable travail de Sisyphe, avec cette différence que chaque année le rocher retombe un peu plus bas. Tout médecin des bains doit connaître des individus de cette espèce, qui, pour leur honneur et pour la réputation des médecins eux-mêmes, feraient beaucoup mieux de rester chez eux. La goutte est curable, mais le goutteux fort souvent ne l'est pas, ses habitudes et ses passions restant incurables.

En dehors de ces obstacles que le malade oppose lui-même à sa guérison, la curabilité de la goutte est très-relative, et une statistique numérique ne présenterait aucun avantage dans cette maladie, aussi jusqu'à présent n'en ai-je trouvé aucune nulle part.

La curabilité est déterminée :

1° *Par la prédisposition.* Plus est grande cette prédisposition, plus elle repose sur l'hérédité, et plus aussi la guérison est difficile. Nous avons déjà mentionné plus haut un degré de disposition héréditaire dont la guérison est complétement impossible.

2° *Par les influences prédisposantes.* Plus ces influences sont prononcées, plus l'action en est simple, plus aussi il y a de chances de guérison. Nous voyons parfois des cas dans lesquels la guérison se fait spontanément, sans aucun moyen thérapeutique, rien qu'en évitant de s'exposer aux causes prédisposantes.

3° *Par le stade et le caractère de la maladie.* Au commencement, et avec la forme régulière, il y a plus de chances de guérison qu'à une époque plus avancée, et dans les formes anormales. Une goutte atonique très-prononcée doit être déclarée incurable. De même il est rare de voir guérir directement les formes irrégulières ; il faut d'abord que la maladie revienne à la forme régulière avant qu'elle puisse être guérie complétemeut.

4° *Par la présence de maladies organiques consécutives et d'autres complications.*

5° *Par la constitution, l'âge et le sexe.* Avec une constitution affaiblie il y a plus d'espoir que quand la faiblesse est héréditaire. La goutte est plus curable à l'âge moyen de la vie que si elle se déclare avant la quarante-huitième et après la cinquantième année. Elle est plus curable chez les hommes que chez les femmes.

DU TRAITEMENT DE L'ATTAQUE DE GOUTTE.

Dans le traitement de l'attaque de goutte nous devrons nous guider sur les principes généraux suivants:

1° Comme l'attaque n'est pas une crise, mais l'expression la plus élevée d'une maladie grave; comme chaque attaque augmente la prédisposition à la rechute, et que par la fréquence de ces attaques la constitution finit par se miner, la première indication consiste à chercher à en conjurer la formation et le retour par tous les moyens possibles. D'après moi il n'existe aucun degré de la diathèse goutteuse, quand les attaques sont complétement développées, et encore moins avant leur développement complet, qui autorise le médecin à provoquer une attaque. Mais la prophylaxie ne doit pas pour cela consister dans l'emploi de moyens qui supprimeraient une attaque ou qui affaibliraient tout l'organisme, et favoriseraient ainsi le passage de la maladie à la forme atonique; elle doit plutôt consister dans l'emploi rationnel de moyens qui agissent sur les causes constitutionnelles de l'attaque, sur la diathèse elle-même et sur ses produits.

2° L'attaque de goutte une fois formée, doit être traitée de telle manière qu'elle reste localisée sur la partie du système nerveux périphérique qu'elle a occupée dès l'abord; ou bien s'il s'est fait une métastase sur un organe interne, il faut tâcher de ramener l'irritation à la position normale qu'elle a occupée dès le commencement. Dans l'attaque on trouve indiqué l'emploi logique de moyens légèrement irritants, surtout à l'aide d'une chaleur modérée sèche ou humide, et l'on évitera avec soin l'usage de tous les moyens locaux débilitants, tels que les émissions sanguines, ou de ceux qui supprimeraient l'irritation, comme le froid; on donnera en même temps à l'intérieur des préparations qui réveillent et excitent l'activité périphérique, tels que de légers diaphorétiques, du thé etc. Dans le second cas, quand il y a métastase, il y a indication d'employer des irritants plus énergiques, tant à l'endroit primitivement attaqué qu'à l'intérieur. Quand il s'est fait une métastase par suite d'une influence nuisible extérieure puissante, et que la constitution est encore vigoureuse, il est ordinairement très-facile de ramener l'irritation à son siége normal, si toutefois la violence de la métastase laisse un temps suffisant pour que ces moyens puissent agir. Plus on agit vite et d'une manière énergique, plus aussi il y a de chances de succès. Mais si cette métastase n'a pas pour cause une influence extérieure, si elle repose sur une faiblesse naturelle ou acquise du système nerveux, et si cette tendance à rétrograder est très-prononcée, alors on s'efforce souvent en vain de ramener l'attaque à la périphérie par l'emploi de moyens irritants énergiques, ou bien si on y réussit, le résultat qu'on a obtenu ne profite en rien, car dès que les irritants cessent d'agir, la goutte retourne vers les organes internes. Dans ces cas, le danger momentané est en général moins grave, et il est prudent de soutenir les forces par des moyens légèrement revivifiants, jusqu'à ce que, l'irritation étant passée, on puisse instituer un traitement prophylactique.

3° Quand une attaque régulière a atteint son apogée, et que les manifestations générales secondaires se sont établies, il est dans les règles de l'art de chercher à mitiger les symptômes, à en abréger la durée et même à les couper.

Il y a deux raisons qui nous engagent à nous tenir dans l'expectation jusqu'à ce que l'attaque ait atteint sa période d'état, et l'expérience confirme tous les jours notre manière de voir. D'abord, en permettant à l'irritation périphérique de se développer complétement, on évite en partie le danger d'une métastase sur un organe interne, et, d'un autre côté, cette irritation, si elle peut se développer complétement, a pour conséquence d'émousser temporairement l'irritabilité nerveuse, comme nous l'observons d'une manière tout à fait analogue dans les convulsions hystériques et épileptiques, dans la fièvre intermittente etc., et de prévenir ainsi le retour trop prompt d'une nouvelle attaque. En second lieu, en attendant ainsi jusqu'à ce que les symptômes secondaires se soient complétement développés, on a le grand avantage de voir se réveiller ces derniers, et surtout, par suite de la réaction fébrile, la vie nerveuse générale, la circulation et les sécrétions redevenir plus actives, l'attaque se maintenir dans sa forme normale, et très-souvent le malade éprouver ainsi un soulagement très-marqué.

Les secours qu'on peut porter aux goutteux, quand l'attaque a atteint son maximum d'intensité, consistent à calmer et même à faire disparaître la manifestation qui est la cause de toutes les autres, et qui rend l'état du malade insupportable, c'est-à-dire la douleur. On peut arriver à ce but par deux voies différentes, ou bien en agissant directement sur les influences qui agissent comme cause excitante de l'attaque, et qui la prolongent, ou bien en agissant sur l'irritabilité spécifique des nerfs périphériques eux-mêmes. La première méthode de traitement est obligée de se guider, dans chaque cas particulier, sur l'excitant spécial qui paraît agir comme cause déterminante de l'attaque. S'il y avait par exemple une pléthore générale ou locale, si la réaction fébrile était trop tumultueuse, les émissions sanguines modérées seraient indiquées. Il faut toujours éviter de mettre des sangsues sur la partie souffrante, car leur influence déprimante peut, même encore à cette période de l'attaque, causer une rétrocession vers un organe interne, comme l'a observé Garrod; et de plus, l'irritation qu'elles provoquent à la peau peut facilement donner naissance à une inflammation érysipélateuse. Il est beaucoup plus avantageux dans ces cas de faire de petites saignées de quatre à six onces, d'après la méthode de Gairdner. Quoique le soulagement qu'elles procurent en général soit incontestable, et je l'ai souvent observé moi-même, il faut néanmoins être très-prudent dans leur emploi, dans les moments où il y a une grande tendance à la goutte atonique. Quand il y a pléthore abdominale avec obstruction des organes du bas-ventre, selles paresseuses etc., il y a indication d'employer les évacuants. Scudamore, Sutton et Hoffmann préconisent beaucoup les bons effets qu'ils en ont retirés, et ils les ont employés largement; Sydenham, Mead, Bœrhaave, au contraire, conseillent d'être prudent dans leur administration, car ils en ont souvent vu résulter des inconvénients fâcheux. Quoi qu'il arrive, quand ce genre de médication est indiqué, il est toujours prudent de s'en tenir aux laxatifs salins légers pour ne pas s'exposer à provoquer une contre-irritation et à affaiblir la constitution. Quand c'est surtout la sécrétion rénale qui est paresseuse, il faut chercher à l'activer, et pour obtenir cet effet on administre dans ces cas les acétates, les citrates, les tartrates et les phosphates à petite dose. C'est dans ces cas aussi qu'on retire d'excellents effets des eaux minérales alcalo-muriatiques ou muriatiques-terreuses. Dans les derniers temps j'ai obtenu d'excellents effets par l'iodure de potassium, qui n'agit pas seulement comme diurétique, mais qui paraît aussi exercer une action sédative sur le système nerveux. Si la peau ne fonctionne pas bien et si les influences extérieures paraissent avoir agi par ce côté, on emploiera utilement les diaphorétiques légers. Garrod recommande l'esprit de Mindererus donné dans du thé chaud, et je me range complétement à son opinion.

La seconde indication, celle de calmer l'irritabilité périphérique du système nerveux, est remplie par l'usage des narcotiques. Quand la chose est toujours faisable, et quand la violence de la douleur le permet, la première indication devrait toujours être remplie avant la seconde, pour éviter toute suite fâcheuse ; mais très-souvent on est obligé de combiner les deux méthodes. Tous les auteurs sont d'accord pour avertir qu'on ne doit pas intervenir trop tôt. Les applications *loco dolenti*, d'onguents, d'huiles, de liniments procurent rarement du soulagement, et les narcotiques énergiques doivent toujours être évités, car ils irritent la peau et y provoquent de l'inflammation avec une grande facilité. On en retire quelquefois plus d'avantage, sans courir de danger, en les appliquant sur les troncs nerveux eux-mêmes. Dans certains cas où la douleur était intolérable, quand je craignais qu'il ne fût trop tôt pour les administrer à l'intérieur, j'ai obtenu d'excellents effets par l'application d'opiats, d'huile de jusquiame, de compresses imbibées de chloroforme sur le point d'émergence du nerf sciatique, et j'ai pu ainsi calmer les douleurs. Parmi les narcotiques francs, l'opium a depuis longtemps conquis le premier rang, mais aussi plus que tout autre il est nuisible quand il est administré trop tôt. Dans les cas où le système nerveux est surexcité d'une manière inusitée, ou s'il y a obstruction intestinale, on a recommandé l'administration de la jusquiame et de la belladone, mais l'action n'en est de longtemps pas aussi certaine que celle de l'opium. Les narcotiques énergiques qu'on emploie d'habitude sont l'aconit, l'ellébore blanc et le colchique; les deux premiers ne possèdent qu'une valeur secondaire, tandis que c'est avec raison qu'on a appelé le colchique *le grand spécifique* pour soulager et couper la douleur dans la goutte. Un peu plus loin nous nous étendrons d'avantage sur la grande valeur thérapeutique de ce médicament, sur son mode d'action, et sur les différentes opinions qu'on a émises là-dessus.

Pendant l'attaque le régime doit être maigre et calmant, en tenant compte toutefois des conditions individuelles. Je suis tout à fait de l'avis de Garrod, qui prétend qu'un régime substantiel, surtout le régime animal, prolonge la durée des attaques et les rend plus douloureuses.

Le traitement de l'attaque de goutte chronique se différencie en général du traitement de l'attaque normale, en ce que la première indication, d'agir sur les causes prédisposantes et excitantes, est plus prononcée que la seconde, qui consiste à soulager la douleur, et qui paraît moins urgente ici. En remplissant la première indication il faut éviter avec soin tous les moyens débilitants. Les émissions sanguines et les purgatifs salins sont absolument contre-indiqués, et l'on remplacera ces derniers par les purgatifs végétaux qui sont les plus appropriés. Dans beaucoup de cas, quand il y a en même temps souffrance dans la digestion, il faut joindre à ces derniers des substances émollientes amères, ou des toniques.

Comme l'attaque est moins douloureuse que dans la forme normale, qu'elle présente des manifestations secondaires moins prononcées, et que même la fièvre est rare, le traitement peut être commencé de bonne heure; et comme aussi cette attaque traîne ordinairement en longueur, on a tout le temps voulu pour que les médicaments puissent produire leur effet; il est par conséquent prudent de n'avancer que peu à peu dans l'administration des médicaments, et de s'abstenir de toute intervention trop énergique et trop brusque. Dans beaucoup d'attaques de goutte chronique, l'irritation locale est causée et entretenue par la présence de concrétions formées antérieurement; dans ces cas on obtient souvent de bons résultats d'un traitement local par des fomentations tièdes, par des cataplasmes, ou par des onguents ou des liniments narcotiques. Scudamore recommande l'application de compresses imbibées d'une solution de camphre dans l'alcool rectifié. Ce qui enlève la douleur de la manière la plus certaine, c'est le colchique, donné à l'intérieur. J'en obtiens d'excellents résultats en le combinant à l'iodure de potassium. La diète doit être moins sévère et peut consister en bouillons de viande, en viandes blanches et en légumes légers. De même que l'attaque normale est prolongée par un régime trop substantiel, de même aussi l'attaque chronique l'est certainement par un régime trop sévère.

Dans la goutte atonique, les irritants intérieurs et extérieurs sont indiqués, et tout moyen débilitant y est dangereux. C'est avec raison que Gairdner nous prévient de ne pas commettre l'erreur de chercher à dégager les organes internes par le moyen des émissions sanguines, même dans les cas les plus graves. Parmi les irritants, aucun ne s'est acquis une réputation spéciale; les anglais aiment à employer l'ammoniaque ou leur brandy dans de l'eau chaude. Quand les douleurs périphériques sont violentes, le colchique et l'opium sont encore notre dernière ressource, quoiqu'avec la marche croissante de la faiblesse générale l'administration s'en doive restreindre de plus en plus. En général, dans la forme atonique, je donne la préférence à l'opium, car il influence moins l'estomac et relève mieux les centres nerveux.

De tous les moyens qu'on a employés contre l'attaque de goutte, aucun n'a autant de valeur que le colchique. Son efficacité pour soulager, et même pour couper la douleur, est un fait incontestable. Comme cette substance ne soulage que fort peu d'autres douleurs, et qu'il y en a même qu'elle ne soulage pas du tout, il faut admettre qu'elle a une action spéciale sur cette irritation nerveuse spécifique. Plus l'attaque est régulière, plus la douleur est violente et caractéristique, plus aussi son action est certaine; même dans les irritations goutteuses anormales, cette action fait si rarement défaut que dans les cas douteux certains médecins, entre autres H. Holland et Garrod, l'administrent comme moyen de diagnostic. Watson le recommande comme le spécifique contre toutes les manifestations goutteuses, et Fulgence et Todd déclarent que dans la goutte l'action en est aussi certaine que celle de la quinine dans les fièvres intermittentes. Quoiqu'il y ait à peine un siècle que le colchique a pris place dans l'arsenal thérapeutique, et que ce ne soit que dans les derniers vingt ans qu'on a bien apprécié sa véritable valeur dans la goutte, il n'en paraît pas moins que celle-ci était déjà connue des médecins grecs et arabes, qui employaient le colchique contre les douleurs de la goutte sous le nom de *hermodactylus.* Aujourd'hui, non-seulement il est devenu le grand moyen curatif que les médecins opposent à la douleur goutteuse, mais il forme encore la partie active de tous ces remèdes secrets qu'apportent au marché les charlatans sous le nom d'*eau médicinale de Husson*, de *teinture de Wilson*, de *spécifique de Reynold*, de *pilules préventives de Laville* et de *gouttes curatives.*

On a cherché de toutes les manières à expliquer le mode d'action du colchique dans la goutte. Christison croyait pouvoir ramener sa vertu curative à ses effets physiologiques, et il prétend n'avoir obtenu de bons résultats de son administration que quand il provoquait des pincements et des évacuations alvines. D'autres médecins allemands ont émis les mêmes idées. Mais cette manière de voir est contredite par l'expérience journalière: « Le colchique « ne soulage jamais mieux le malade, dit Gairdner, que s'il agit « d'une manière tranquille et paisible, sans produire d'évacua- « tions et sans troubler le bien-être des malades. C'est pour ces « raisons que pour moi la dose la plus petite, suffisante pour pro- « duire cet effet spécifique et pour soulager l'attaque, est aussi la « plus active et la meilleure. »

Une opinion très-répandue jusqu'ici attribue l'effet curatif du colchique à sa vertu diurétique, parce qu'ainsi il augmenterait l'excrétion de l'acide urique et de l'urée. H. Holland, Douglas et Maclagan sont les représentants de cette opinion. Ce dernier a trouvé la quantité d'urée de l'urine considérablement augmentée après l'administration du colchique. Mais outre qu'il est impossible qu'une excrétion plus abondante d'acide urique et d'urée soit capable d'amoindrir l'irritation goutteuse existante, il faut prendre en considération la rapidité de l'action du colchique sur la douleur, rapidité qui ne permet pas d'admettre qu'il y ait eu une excrétion plus abondante pendant ce temps. Garrod d'ailleurs a réfuté cette opinion de la manière la plus complète par des analyses de l'urine répétées un grand nombre de fois et faites avec le plus grand soin. Ce médecin a administré trois fois par jours une demi-drachme de Tinct. sem. colch. à différents individus, les uns bien portants, les autres affectés de goutte, et il a analysé pendant plusieurs jours de suite leurs urines recueillies pendant les vingt-quatre heures. Il a obtenu pour résultat que chez les sujets bien portants la quantité d'urine était légèrement diminuée, que la quantité de l'acide urique était augmentée d'une manière insignifiante, cette augmentation n'allant jamais au delà d'un demi-grain. Chez les individus qui présentaient une des formes ou un des stades quelconques de la goutte, la quantité de l'urine, de l'acide urique et de l'urée tantôt était restée à l'état normal, tantôt elle se trouvait un peu augmentée, et d'autres fois enfin, quand le colchique produisait un effet purgatif, elle se trouvait un peu diminuée, et il en conclut que cette substance ne peut être regardée comme diurétique ni dans l'état physiologique, ni dans l'état pathologique goutteux, ni comme un moyen qui déterminerait une augmentation dans l'excrétion de l'acide urique.

D'autres médecins prétendent avec Graves que dans la goutte l'effet thérapeutique du colchique consiste à diminuer la formation de l'acide urique. Comme nous ne sommes pas encore renseignés d'une manière exacte sur l'organe formateur de cet acide, cette idée manque de toute preuve positive. Outre les raisons que nous avons fait valoir contre cette dernière opinion, nous pourrions encore ajouter que les troubles de la digestion que produisent souvent les remèdes font plutôt craindre une influence toute différente, et que d'après cette opinion, l'effet sédatif qui se produit sur le phénomène douleur, serait encore plus difficile à expliquer. L'explication qui se rapproche le plus de la vérité, est celle qui admet que le colchique exerce un effet sédatif direct sur le système nerveux périphérique. On ne peut pas contester au colchique son action narcotique; les expériences physiologiques, ainsi que les observations qui se font tous les jours au lit du malade, ont mis cette action hors de doute.

La rapidité de cette action dans la goutte nous autorise à admettre que son influence s'exerce par le moyen du système nerveux. La sûreté de son action et son efficacité complète prouvent qu'il agit sur la cause prochaine de l'attaque, sur l'irritation nerveuse périphérique. Mais comme du reste l'action narcotique générale du colchique est de beaucoup au-dessous de celle des narcotiques purs, et que dans la goutte ces derniers n'ont point l'efficacité qu'ils montrent contre d'autres douleurs, et que de plus le colchique exerce peu ou point d'influence sur d'autres états pathologiques qui présentent des irritations périphériques, nous sommes obligés de lui attribuer une influence directe sur l'irritation goutteuse, et de regarder l'influence qu'il exerce dans ce cas comme *spécifique*.

De ce que nous venons de dire, il ressort que le colchique ne possède que la propriété de soulager et de couper la douleur de l'irritation goutteuse, mais qu'il ne possède point la même influence sur sa cause constitutionnelle, sur la diathèse goutteuse.

Nous avons prouvé plus haut que cette dernière ne consiste que dans un trouble morbide et dans une atonie du système nerveux, état pathologique qui ne peut qu'être aggravé par l'action narcotique de ce médicament. Son usage contre la diathèse sera donc tantôt sans effet, tantôt même nuisible, malgré l'opinion contraire que professent certains médecins anglais. Je ne mets pas en doute que par son emploi les attaques ne soient quelquefois diminuées d'intensité et même supprimées, mais c'est aux dépens de la constitution qui en est visiblement affaiblie, et de plus on hâte ainsi le passage à la forme irrégulière. Je puis certifier en toute vérité qu'il m'est arrivé un grand nombre d'attaques de goutte atonique qu'on ne pouvait attribuer à rien autre chose qu'à l'abus de ce médicament. On peut même se demander si en général la fréquence de la goutte irrégulière qu'on observe aujourd'hui ne doit pas être principalement attribuée à cette cause. Scudamore, Petit et Todd partagent cette opinion. Ce sont le plus souvent les malades eux-mêmes qui commettent cet abus, surtout les Anglais, qui en général portent toujours ce médicament sur eux. Les goutteux ne craignent rien autant que leur douleur, et trouvent très-commode de l'éviter ou de la faire passer au moyen du colchique, au lieu de suivre la voie lente, privée de jouissances, mais qui les conduirait à un résultat certain. On verra par l'exemple suivant jusqu'où peut mener cet abus : Un patient, qui était pris deux ou trois fois par an d'attaques de goutte aiguës, excessivement douloureuses, chaque fois considérablement amoindries par l'usage du colchique, eut l'idée de prévenir ces attaques en continuant l'usage du médicament. Pendant deux ans de suite il prit chaque jour soixante gouttes de teinture. Il réussit en effet ainsi à éviter les attaques, sauf quelques légers symptômes, mais à son arrivée chez moi, son système nerveux était délabré, la digestion ne se faisait plus, le foie était gonflé, il avait des palpitations, de l'asthme, de l'œdème aux jambes et une faiblesse corporelle générale; sa belle humeur avait fait place à l'hypochondrie. Il se trouva très-heureux, après une cure thermale de six semaines, de voir revenir une attaque régulière très-douloureuse, et il n'eut plus aucune envie de chercher à obtenir une cure radicale par l'usage du colchique.

Cette influence fâcheuse que le colchique peut exercer si facilement sur la diathèse, nous engage à ne le donner qu'à dose modérée, même dans les cas où il est indiqué dans l'attaque, et d'en cesser l'emploi au plus tôt et dès qu'on a atteint le but qu'on s'était proposé.

DU TRAITEMENT DE LA DIATHÈSE GOUTTEUSE.

Le traitement de la diathèse goutteuse a beaucoup plus d'importance que celui de l'attaque elle-même, car ici il faut chercher à agir sur la cause constitutionnelle de l'attaque, et tâcher par tous les moyens d'obtenir une cure radicale. L'intervalle des attaques pendant lequel le malade est libre est le moment le plus convenable pour l'entreprendre ; c'est à ce moment, en effet, que l'organisme se prête le mieux à une intervention médicale, et qu'on dispose d'un temps suffisant pour que les moyens employés puissent produire leur effet. Nous ne possédons aucun moyen qui puisse revendiquer une action curative directe sur la diathèse goutteuse, et le traitement est par conséquent réduit aux méthodes suivantes :

1° Il faut chercher à écarter les influences nuisibles que l'expérience nous a fait connaître comme favorisant particulièrement le développement de la diathèse goutteuse ;

2° A activer au contraire les influences qui s'opposent à ce développement ;

3° Il faut instituer un traitement symptomatique dirigé tantôt contre les troubles fonctionnels tantôt contre les lésions matérielles ;

4° Et instituer un traitement restaurant pour fortifier l'organisme, le rendre apte à mieux résister aux attaques de l'ennemi, et l'empêcher ainsi de succomber trop tôt dans la lutte.

Comme nous ne possédons aucun spécifique contre la diathèse goutteuse elle-même, et que nous ne pouvons traiter que les causes éloignées, les symptômes et les produits de la maladie, il est évident que ce traitement variera suivant chaque cas particulier. Chaque attaque de goutte demande par conséquent une étude spéciale et un traitement particulier. Pour le choix des moyens à employer, il faut prendre en considération l'âge des malades, leur sexe, leur constitution, le stade de la maladie etc.

Il convient de prendre pour règle de conduite générale de ne jamais intervenir d'une manière trop brusque, de toujours choisir dans son plan de traitement les moyens doux, et surtout de transformer la constitution par des moyens hygiéniques. Gairdner dit avec raison : « Pour prévenir une attaque de goutte ou même pour « déraciner la prédisposition à la maladie, il ne faut pas s'adresser « à la pharmacie. »

De tous les moyens qui sont en usage contre la diathèse goutteuse, les eaux minérales occupent sans contestation le premier rang. Leur efficacité dans la goutte, quoique reconnue depuis longtemps, a été encore mieux appréciée de nos jours, en partie par suite d'une étude plus approfondie de leur vertu curative basée sur la chimie et la physiologie qui a fourni ainsi des indications plus justes pour l'emploi de chaque source, en partie par suite de la facilité avec laquelle, de nos jours, les malades les plus graves peuvent être transportés d'une manière rapide et commode aux sources les plus éloignées par les chemins de fer et les bateaux à vapeur, facilité qui a une grande importance pour les goutteux, souvent incapables de remuer les membres. Quoiqu'en général on puisse recommander toutes les sources minérales pour traiter la goutte, et qu'avec les formes et les variations infinies de cette maladie on trouve une indication pour employer chacune d'elles, il y en a pourtant dans le nombre qui se sont acquis une réputation spéciale par les beaux résultats qu'elles donnent en général. Ces thermes ne doivent pas leur efficacité à une action spécifique, à un agent secret, comme on l'a cru longtemps, mais à une composition chimique et physique particulière, et peut-être à leur mode d'emploi habituel particulier, par lequel elles répondent aux indications principales de la diathèse goutteuse. Il s'entend donc de soi-même que toutes les sources minérales analogues donneront des résultats identiques. Les plus importantes pour le traitement de la diathèse goutteuse sont les sources de Wiesbaden, Carlsbad, Töplitz et Vichy, sources qui sont en même temps les représentants de la division balnéologique à laquelle chacune d'elles appartient. Durand-Fardel[1], dans son dernier ouvrage, en limite le nombre à trois, et dit : « Nous ne connaissons « guère que trois stations thermales en Europe qui soient réputées « spéciales pour la goutte : Vichy, en France ; Wiesbaden, en « Nassau ; Carlsbad, en Bohême. Nous trouvons bien de temps en « temps, dans certaines monographies, la goutte rangée dans le « cadre des maladies réclamées par telle station thermale, mais « ce ne sont en général que de très-vagues indications et qui té« moignent précisément du peu d'importance de ces médications « elles-mêmes. » Il est hors de doute qu'en parlant ainsi, le célèbre médecin des bains de Vichy est trop exclusif.

---

[1] *Traité thérapeutique des eaux minérales.* Paris 1859.

Nous allons démontrer en peu de mots la valeur et le mode d'emploi de l'eau de Wiesbaden, comme de la source qui nous tient de plus près, et nous donnerons en même temps les indications que fournissent les autres stations thermales. Aussi haut que remontent les annales de nos sources minérales, on y trouve toujours des communications sur leur efficacité et sur les beaux résultats qu'elles ont donnés dans leur emploi contre la goutte. En lisant les cures merveilleuses qu'on a rassemblées dans une vieille chronique, on serait tenté de croire ou bien que la goutte est aujourd'hui plus grave, ou que nos eaux ne possèdent plus leur efficacité d'autrefois. Des observations et des recherches ultérieures ont ramené ces exagérations à leur juste mesure. On n'a jamais contesté à Wiesbaden sa valeur réelle, tous les balnéologues lui ont assigné le rang qu'il mérite, et même les médecins des autres stations thermales lui ont toujours rendu justice.

Ainsi on lit dans Rilliet, qui fut médecin des eaux à Vichy, qu'il a véritablement été surpris des résultats qu'on obtenait de nos thermes dans la goutte. Aussi voyons-nous à la suite de cette réputation augmenter chaque année le nombre des goutteux qui viennent chercher ici leur guérison, mais aussi avec des exigences toujours croissantes, si bien que l'on est plutôt tenté de s'opposer aux espérances exagérées qu'elle leur a fait concevoir, que de prôner l'efficacité de nos eaux minérales. En effet, une saison thermale à Wiesbaden, comme toute autre cure minérale, ne guérit point la goutte, et n'est accompagnée que d'un soulagement très-passager, si avant et après la cure on ne met pas en action toutes les influences favorables qui agissent contre la diathèse. Les cures thermales ne sont donc pas, à proprement parler, une cure par elles-mêmes, mais elles ne forment qu'un anneau de cette chaîne de moyens curatifs qui doivent transformer la constitution et déraciner la prédisposition et dont le médecin ordinaire doit dresser le plan.

Comme nos thermes ne possèdent point un effet direct contre la cause prochaine de la diathèse goutteuse, l'effet curatif en peut être ramené à son action physiologique.

Dans un autre ouvrage[1] j'ai déjà cherché à déterminer cette action physiologique par des recherches et des expériences radicales, et je ne ferai que mentionner ici les conclusions auxquelles je suis arrivé. Les voici :

1° Les eaux minérales de Wiesbaden agissent sur l'estomac en

---

[1] *Wiesbaden als Heilquelle und climatisches Heilort*, *von* Dr C. Braun. Dritte Auflage, 1856.

faisant disparaître les acidités et en rendant les mucosités plus liquides ; elles réveillent et activent ainsi son activité.

2° Elles produisent un effet purgatif sur les régions plus profondes du canal digestif.

3° Elles changent la composition chimique du sang en augmentant ses éléments aqueux, salins et terreux, et maintiennent en solution les parties azotées; déterminent la formation de globules sanguins par le fer, et les maintiennent dans leur forme.

4° Elles activent la circulation en général et surtout celle du système de la veine-porte.

5° Elles excitent le système nerveux périphérique de la moelle épinière et des ganglions.

6° Elles restreignent la nutrition et en améliorent la qualité.

7° Elles accélèrent la métamorphose, et favorisent la dissolution des combinaisons albumineuses et fibrineuses.

8° Elles augmentent l'activité résorbante du système lymphathique et du système ganglionnaire.

9° Elles réveillent les sécrétions et les excrétions des reins, du foie, des glandes salivaires, du canal intestinal, de la matrice et du système cutané.

Si nous nous rappelons des états pathologiques de la goutte que nous avons énumérés plus haut, et que nous les rapprochions de ces effets physiologiques de nos eaux, nous voyons immédiatement à quel degré et jusqu'à quel point ces dernières peuvent être utilisées comme moyens curatifs. Dans le traitement symptomatique de la goutte il se présente en général deux indications principales, savoir : l'atonie des fonctions de la sphère végétative qu'il faut écarter, et la composition chimique du sang qu'il faut améliorer.

On remplit la première indication par l'action excitante de nos thermes qui ont pour effet de réveiller l'action des organes de la digestion, de l'assimilation de la circulation, de la nutrition, celle des organes sécréteurs et excréteurs, de ramener cette action à son état normal et même un peu au-dessus si cela est nécessaire. Par suite de cette influence, non-seulement on rétablit l'harmonie de l'organisme en général, en agissant ainsi d'une manière indirecte contre les causes prochaines de la diathèse goutteuse, mais encore on provoque une amélioration dans la composition de la masse des humeurs, par un apport mieux préparé, par une plus grande rapidité dans la transformation moléculaire et par une excrétion plus rapide de ses produits, et de cette manière on remplit déjà en partie la seconde indication. Parmi les changements fonctionnels que provoquent nos bains, les plus importants pour le traitement de la diathèse goutteuse sont certainement ceux des reins dont elle réveille l'activité, et ceux de la digestion qu'elle relève. En général, chez presque tous les goutteux, ce sont ces deux fonctions qui demandent principalement à être régularisées, et le résultat favorable de toute la cure dépend très-souvent de la réussite plus ou moins complète qu'on peut obtenir dans leur réveil.

La seconde indication, celle d'améliorer la dyscrasie sanguine, est déjà favorablement influencée par l'amélioration dans l'apport et la plus grande rapidité dans l'excrétion; elle est complétée par l'effet des éléments chimiques des eaux minérales sur les parties du sang lui-même. Ici surgit la question de savoir quels changements peuvent être produits par cet acte chimique. D'après les connaissances que nous possédons sur la composition du sang dans la goutte d'une part et sur la composition chimique de nos eaux minérales d'autre part, on peut admettre les idées suivantes :

1° L'augmentation de la quantité d'eau ingérée tient mieux en dissolution les éléments coagulables et cristallisables, facilite la circulation, accélère la métamorphose moléculaire et augmente l'activité des sécrétions.

2° L'ingestion d'une plus grande quantité de sels alcalins, surtout de sel marin, dilue les combinaisons azotées, augmente d'après Poggiale le nombre des globules sanguins, diminue d'après Nasse le volume de ces derniers, et d'après Henle s'oppose à ce qu'ils s'agglutinent.

La richesse du sang en soude est surtout déterminée par le sel marin, et une plus grande ingestion de ce dernier augmente son pouvoir de transformer l'excès d'acide urique et d'urate de soude acide en urate de soude neutre qui est beaucoup plus soluble. De plus, d'après B. Jones, le sel marin contribue encore à tenir en dissolution l'urate d'ammoniaque et à le faire expulser par les reins.

3° L'ingestion d'une plus grande quantité de sels métalliques, surtout du fer, favorise la formation des globules sanguins et par suite l'absorption de l'oxygène qui, à son tour, détermine la transformation de l'acide urique en urée.

4° L'ingestion d'une plus grande quantité de sels terreux, comme le muriate de chaux, le carbonate de chaux, paraît moins avoir pour suite un changement chimique de la composition du sang qu'une influence favorable sur la nutrition et une formation plus abondante de cellules etc.

J'ai prouvé par un grand nombre d'expériences et d'analyses à quel degré l'usage *intus* et *extra* de nos eaux minérales favorise chez l'homme sain l'excrétion de l'acide urique et de l'urée. Neubauer[1] est arrivé aux mêmes résultats.

En disant que mes résultats et ceux de Neubauer se contredisent, Garrod commet une erreur que je ne peux expliquer que par une réimpression fautive des chiffres. Dès que l'activité rénale est rétablie chez un goutteux, l'augmentation de l'acide urique et fréquemment aussi de l'urée est encore plus considérable. Cette exagération de la quantité diminue peu à peu, si l'on continue l'usage des eaux, et revient fréquemment à la fin au type normal. Je réserve pour le cahier suivant les autres analyses qui prouvent ce que je viens de dire. Nous ne mentionnerons ici que l'analyse de l'urine de ce cas de goutte grave que nous avons indiqué p. 21. Dans ce cas, le malade fit une cure régulière pendant cinq semaines en prenant l'eau en boisson et en bains sans trouble et sans interruption. Les sécrétions rénale et cutanée se réveillèrent très-bien et fournirent des produits abondants. Les ulcères, après avoir jeté considérablement au début, prirent bientôt un meilleur aspect et l'un d'eux se ferma complétement. Les concrétions avaient diminué de volume, les articulations étaient redevenues plus flexibles, et le port et la marche s'étaient améliorés. Après la cure, le malade séjourna encore quelque temps auprès de nous, et six jours après la cessation de toute espèce de traitement on recueillit ses urines pendant vingt-quatre heures, après l'avoir soumis au régime indiqué plus haut. L'analyse des urines, faite par Neubauer, donna les résultats suivants :

Quantité d'urine . . . . 1120 cc.
Couleur III d'après Vogel (jaune clair).
Réaction, faiblement acide.
Acide urique . . . . 0gr,8 (à peu près normal).
Urée. . . . . 30gr,2 (normal).
Poids spécifique à 15° C. 1gr,02 (normal).

De plus, il y avait un léger dépôt composé d'urate de soude et de quelques cristaux isolés d'oxalate de chaux.

Le mode d'emploi de nos sources se dirige d'après chaque cas individuel. Dans mon ouvrage que j'ai déjà cité, je fais voir quelle variété d'applications présentent nos eaux d'après leur état d'agrégation, leur degré de chaleur, d'après la quantité employée et l'endroit sur lequel elle est appliquée, de telle manière que c'est tantôt l'une, tantôt l'autre de ses propriétés chimiques ou physiques qui agit de préférence, et que l'on en obtient ainsi les effets et les résultats les plus variés. Dans aucune maladie, cette multiplicité d'action ne peut rendre plus de services que dans la goutte. C'est

[1] *Anleitung zur Analyse des Harns* etc., p. 321.

au médecin des bains qu'il appartient de décider si le sujet doit faire une cure thermale digestive, dissolvante ou purgative par l'eau prise à l'intérieur, ou bien, si dans un cas donné, il faut employer des bains calmants ou excitants, si le patient doit prendre des bains de vapeur, des douches, des bains locaux ou bien des arrosements, des fomentations, des injections etc. Très-souvent il est nécessaire de soutenir l'effet qu'on veut obtenir par d'autres eaux minérales ou par d'autres substances médicamenteuses.

Le choix du moment auquel il faut commencer la cure thermale est d'une grande importance dans la goutte. Ce choix doit être déterminé par deux motifs : d'abord il est désirable que la cure se fasse en été, car la chaleur favorise beaucoup les effets de l'eau, et elle est aussi très-favorable pour les goutteux eux-mêmes qu'elle protége contre les refroidissements si faciles à contracter, et qui provoquent souvent une attaque.

Ensuite il est nécessaire que le malade non-seulement n'ait pas d'attaque au moment où commence le traitement, mais encore qu'on le commence dans l'intervalle qui existe entre la dernière attaque et celle que l'on redoute, à l'époque qui est le plus possible éloignée des deux, de manière à ne pas provoquer une attaque par l'influence excitante des thermes, surtout par celle des bains chauds, attaque qui forcerait d'interrompre la cure et en compromettrait le résultat. En règle générale, il faut chercher autant que possible à ne pas provoquer une attaque pendant la cure. Il fut un temps où dans la pratique thermale on était d'un avis tout différent et où l'on regardait l'attaque comme bienvenue. Qu'on la laisse arriver pour contenter le malade, passe encore, mais qu'on cherche à la provoquer, voilà certainement ce que je regarde comme une grande faute.

Pendant la cure thermale, comme du reste en tout autre temps, l'attaque laisse le malade dans un état plus faible qu'auparavant et plus disposé à avoir une récidive ; de plus, une attaque qui se produit pendant la cure, a encore cet autre inconvénient de limiter considérablement l'emploi de l'eau minérale. Dans les formes anormales, on aime assez à voir se produire, vers la fin de la cure, ou quand celle-ci est terminée, une attaque normale, douloureuse et courte, suivie de soulagement ; mais cette attaque n'est pas alors la conséquence de l'excitation de nos thermes, elle est le signe d'une amélioration de la constitution et d'un retour de la maladie à sa forme normale ; sans être curative par elle-même, elle est la preuve qu'il s'est fait une amélioration dans l'organisme qui marche vers la guérison. Même dans ces cas de goutte métastasique, dans lesquels la métastase s'est produite à la suite d'une forte influence nuisible, il n'est pas prudent de chercher à rappeler l'attaque par force sur son siége primitif périphérique, par des moyens irritants, locaux et généraux. Quoique j'aie obtenu des résultats brillants dans des cas isolés par l'emploi de cette méthode, cas que du reste j'ai publiés, je n'en suis pas moins revenu de cette manière d'agir. Si la métastase est la suite de l'action d'une influence nuisible extérieure puissante, et si la constitution n'est pas encore affaiblie, on réussit en général d'une manière facile et rapide à ramener l'irritation goutteuse sur la périphérie et à l'y fixer, et ces sortes de cas peuvent être très-heureusement combattus partout. Mais si cette métastase s'est produite moins par la violence de l'influence extérieure que par suite de la faiblesse de l'organisme lui-même, alors on ne réussit pas en général à ramener l'attaque sur son siége primitif, ou bien si on réussit partiellement, le résultat qu'on a acquis n'est pas durable et ne produit pas les bons effets qu'on en obtenait d'autre part. Dans ces cas, on ne peut porter secours qu'en relevant et en améliorant la constitution, et ce n'est que de cette manière qu'on peut ramener l'attaque vers la périphérie ; toute tentative qu'on fera pour ramener de force cette irritation à la périphérie par l'usage des eaux minérales, ne fera par conséquent qu'exciter et affaiblir l'organisme.

Quoique l'on doive tout faire pour éviter l'attaque pendant une cure par nos thermes, nous sommes obligé de convenir qu'on n'y parvient pas toujours. Des influences insignifiantes, un changement de vent, de température ou d'humidité, un léger ébranlement du corps, un léger écart de régime etc. suffisent quelquefois pour produire une attaque avec l'excitation du système nerveux qui existe déjà et qui a été augmentée par l'usage de nos thermes. Souvent même l'attaque apparaît sans cause appréciable aucune, et la goutte, avec sa nature évidemment capricieuse, se joue de notre expérience et de nos prévisions.

Comme le traitement par nos thermes ne remplit qu'une partie d'un plan de traitement général bien réglé, et qu'en outre l'usage en provoque une attaque d'autant plus facilement que les conditions intérieures sont accumulées à un plus haut degré, il est très-désirable d'en faire précéder l'usage par un traitement préparatoire. Celui-ci consistera en général à chercher à diminuer l'action des influences nuisibles qui ont agi comme causes prédisposantes ou comme causes excitantes, à réglementer la diète et à provoquer le réveil et l'activité des fonctions de la sphère végétative qui languissaient. On remplira cette dernière indication en partie par l'administration de médicaments appropriés, en partie par l'usage à l'intérieur des eaux minérales, dont les plus avantageuses sont, suivant chaque cas, tantôt les sources gazeuses, tantôt les eaux alcalino-salines ou alcalo-muriatiques ou bien alcalines, ou même les eaux simplement muriatiques. Autant que possible l'eau doit être bue à la source même. Par là, le patient est soustrait aux influences nuisibles de son chez soi, de plus il a l'avantage de boire une eau minérale fraîche n'ayant perdu aucune de ses qualités chimiques, et il jouit en outre d'un changement d'air et de distractions. Les médecins de Hombourg, de Carlsbad et de Kissingen doivent se rappeler plus d'un cas semblable dans lequel ils ont retiré le plus grand avantage à terminer le traitement commencé chez eux par une cure à Wiesbaden. On voit souvent des malades qui présentent une irritabilité périphérique tellement prononcée, qu'il est prudent de leur faire prendre d'abord des bains moins excitants, tels que des bains de malt, de son etc., ou bien de commencer le traitement par des sources alcalines ou indifférentes.

La longueur des intervalles entre les attaques dans la diathèse goutteuse, indique en général le degré de faiblesse naturelle de la constitution ou le degré d'affaiblissement auquel elle est arrivée, et si l'on prend en considération les autres indications qui sont fournies par l'entourage des autres symptômes et par l'idiosyncrasie individuelle, on peut établir les principales formules de traitement qui suivent :

1° *Traitement de la diathèse goutteuse avant l'explosion de l'attaque.* On met rarement à profit, malheureusement, le moment qui serait le plus favorable pour prévenir une des maladies les plus douloureuses et les plus graves par les suites qu'elle entraîne. Les légers prodromes qui annoncent une prédisposition héréditaire sont en général négligés, et les candidats se bercent ordinairement de l'illusion que ce terrible hôte de la famille sautera pardessus leur génération. Les manifestations déjà, plus sérieuses, qui annoncent la prédisposition sont, en général, traitées avec la même insouciance, et négligées avec la même légèreté avec laquelle on avait accueilli les prodromes.

Quand dans ces cas il y a paresse des fonctions abdominales avec affaiblissement et trouble fonctionnel du système nerveux, ainsi que cela s'observe souvent avec la prédisposition acquise, on obtiendra de bons effets de nos thermes donnés à la dose émolliente, et combinés avec des bains tièdes, revivifiants. Suivant qu'il sera besoin d'agir particulièrement sur l'une ou l'autre fonction, l'action de notre eau minérale sera fortifiée par l'adjonction d'une autre eau. Faut-il agir sur les reins, on donnera des eaux acides alcalines ou alcalo-muriatiques, telles que celles de Fachingen, de Geilnau, de Selters etc., administrées pendant le jour; faut-il agir de préférence sur le canal intestinal, on y arrivera en augmentant la dose de nos eaux ou bien en y ajoutant des sels salins; on agira sur la peau en la faisant boire plus chaude et en administrant des bains. Si c'est la pléthore du bas-ventre avec paresse des selles, gonflement du bas-ventre, gonflement du foie et un développement adipeux général, comme on l'observe souvent dans la diathèse acquise, qu'il s'agit de combattre, il y a indication à donner nos eaux à la dose purgative et il sera souvent nécessaire d'en augmenter l'énergie par l'addition d'autres substances. Dans beaucoup de cas de ce genre, il faut employer de préférence les sources salines plus fortement minéralisées, telles que celles de Soden, de Hombourg, de Kissingen, ou bien encore, quand il y a une légère atonie du canal intestinal, gonflement du foie et dépôts d'acide urique, les eaux alcalino-salines de Carlsbad, de Marienbad etc. Dans ces cas, les bains ne sont qu'un moyen secondaire, tandis que dans ceux où c'est une influence atmosphérique qui a agi comme cause prédisposante et où il est indiqué qu'il faut agir principalement sur la peau pour réveiller l'activité de cet organe, les bains sont le moyen principal.

2° *Traitement de la diathèse goutteuse pendant les attaques régulières.* Dans cette période, la maladie a déjà pris un caractère plus déterminé ; non-seulement elle s'est constituée en goutte régulière, mais encore elle apparaît d'une manière plus prononcée et plus uniforme par les troubles fonctionnels de certains organes, l'altération de la composition chimique du sang, les troubles du système nerveux, ainsi que par les états pathologiques internes qui agissent comme cause déterminante de l'attaque. Il faut par conséquent diriger le traitement dans ce sens. Quand le sujet n'a pas suivi le traitement préparatoire dont nous venons de parler, il est nécessaire de nous l'envoyer quelque temps avant qu'il doive commencer sa véritable cure minérale. Ce n'est qu'après avoir réglé la digestion, rétabli le cours normal des selles, après avoir rétabli la sécrétion urinaire et écarté autant que possible les stases vasculaires, qu'il est permis d'employer les bains pour rétablir l'activité de la peau et l'harmonie du système nerveux, sans avoir à craindre de provoquer une attaque. Même alors il est encore prudent de ne commencer le traitement que par l'emploi de bains tièdes et de n'augmenter que progressivement et la température du bain et la durée du séjour dans l'eau. Le traitement interne est commencé par la dose émolliente et terminé principalement par l'ingestion de l'eau à la dose purgative. Pour augmenter l'énergie des bains, on y ajoute fréquemment des eaux minérales alcalines ou alcalino-muriatiques, et l'on soutient assez souvent le traitement interne par l'addition de sel amer, de sel de Carlsbad ou d'eau de Friedrichshall, laquelle renferme aussi du sel amer. Dans beaucoup de cas on remplace avantageusement nos thermes par des eaux chlorurées ou alcalino-salines plus fortement minéralisées. Les eaux minérales qui ne sont qu'amères, telles que celles de Seidschütz, de Püllnau etc., débilitent trop les goutteux quand l'emploi doit en être prolongé, et l'on ne peut les utiliser que temporairement, en les combinant avec des eaux chlorurées ou alcalines.

Dans d'autres cas même, notre eau minérale si douce agit d'une manière excitante sur la muqueuse intestinale, et provoque un sentiment de pesanteur dans l'estomac et des selles aqueuses très-débilitantes. Quand dans ces cas cet état n'est pas amélioré par l'administration de l'eau à petites doses digestives et bue chaude, il faut la combiner avec du petit-lait ou du bouillon ou la remplacer par une eau acidule, alcaline-chlorurée, telles que les eaux d'Ems, de Salzbronn, de Selters.

Quand il y a un état d'éréthisme très-prononcé, ou qu'une irritation périphérique légère suffit pour provoquer une attaque, nos bains sont contre-indiqués, et il faut envoyer les malades de cette catégorie dans une autre station thermale, soit dans des bains alcalins comme ceux de Vichy, d'Ems, de Tœplitz, soit à une source minérale indifférente comme celles de Schlangenbad, de Wildbad etc.

3° *Traitement de la diathèse goutteuse pendant les attaques irrégulières.* Nous sommes arrivés maintenant à cette période de la goutte pendant laquelle la constitution commence à se ressentir de l'influence de la maladie, conséquemment à s'affaiblir, et dans laquelle elle ne revient plus à son état primitif après chaque attaque. C'est à ce moment que nos thermes sont d'une efficacité remarquable. Ils produisent ces beaux résultats en améliorant la digestion, en accélérant la circulation et la transformation moléculaire, en activant la résorption des produits morbides et surtout en fortifiant toute l'économie. Le traitement interne est commencé en général par la dose digestive et terminé par la dose émolliente. La cure purgative est ordinairement contre-indiquée et l'on ne donne des laxatifs que d'une manière intercurrente, car il faut éviter avec soin tout ce qui débilite la constitution. A cette époque aussi les bains jouent un rôle de plus en plus important, non-seulement pour activer la circulation de la peau et réveiller la vie nerveuse, mais encore pour ramollir les produits morbides existants, pour les liquéfier et pour les faire résorber.

Le défaut de temps et d'espace nous force à renvoyer à une seconde publication le développement complet de ce mode de traitement si important pour nos thermes.

ERRATUM.

P. 53, l. 15, au lieu de auxquelles les femmes, lisez *auxquels*.

Dictionnaire d'hygiène publique et de salubrité ou Répertoire de toutes les questions relatives à la santé publique, considérées dans leurs rapports avec les subsistances, les épidémies, les professions, les établissements et institutions d'hygiène et de salubrité, complété par le texte des lois, décrets, arrêtés, ordonnances et instructions qui s'y rattachent, par le docteur AMBROISE TARDIEU, professeur de médecine légale à la faculté de médecine de Paris, médecin des hôpitaux, membre du Comité consultatif d'hygiène publique. 2e *édit. considérablement augmentée.* Paris 1862, 4 forts vol. gr. in-8° (*Ouvrage couronné par l'Institut de France*). Prix, 32 fr.

Traité de la vieillesse, hygiénique, médical et philosophique ou Recherches sur l'état physiologique, les facultés morales, les maladies de l'âge avancé et sur les moyens les plus sûrs, les mieux expérimentés de soutenir et de prolonger l'activité vitale à cette époque de l'existence, par le docteur J. H. RÉVEILLÉ-PARISE, membre de l'Académie de médecine etc. Paris 1853, 1 vol. in-8° de 500 pages. Prix, 7 fr.

« Peu de gens savent être vieux » (LA ROCHEFOUCAULD).

L'école de Salerne, traduction en vers français par CH. MEAUX SAINT-MARC, avec le texte latin en regard (1870 vers), précédée d'une introduction par M. le docteur CH. DAREMBERG. — *De la sobriété*, conseils pour vivre longtemps, par L. CORNARO, traduction nouvelle. Paris 1861, un joli vol. in-18 Jésus de LXXII-344 pages avec 5 vignettes Prix, 3 fr. 50 c.

Hygiène de la première enfance, comprenant les lois organiques du mariage, les soins de la grossesse, l'allaitement maternel, le choix des nourrices, le sevrage, le régime, l'exercice et la mortalité de la première enfance, par le docteur E. BOUCHUT, médecin de l'hôpital Sainte-Eugénie (enfants malades), professeur agrégé de la faculté de médecine de Paris. Paris 1862, in-18 de 376 pages. Prix, 3 fr. 50 c.

Bade et ses thermes *au point de vue médical, chimique, topographique, géologique et historique*, par le docteur AIMÉ ROBERT, médecin du bureau de bienfaisance, médecin communal et médecin adjoint des prisons civiles de Strasbourg, rédacteur en chef et fondateur de la *Revue d'hydrologie médicale française et étrangère*, membre fondateur et secrétaire de la Société de médecine de Strasbourg, correspondant de la Société de médecine pratique de Paris, de la Société de médecine du Haut-Rhin, de la Société d'émulation du Jura etc., et le docteur GUGGERT, médecin inspecteur des eaux de Baden-Baden, conseiller intime de S. A. R. le grand-duc de Bade, commandeur de l'ordre de Zæhringen de Bade, de ceux de Sainte-Anne de Russie, de l'Aigle-Rouge de Prusse et de l'ordre de Frédéric de Wurtemberg, officier de la Légion d'Honneur, chevalier de la couronne du Faucon-Blanc de Weimar, de l'ordre de Louis de Hesse-Darmstadt, de Saint-Wladimir de Russie etc., avec les analyses chimiques des sources, par M. ROBERT BUNSEN, professeur de chimie à l'Université de Heidelberg, et un *Mémoire sur la constitution géologique de Bade*, par M. le docteur SANDBERGER, professeur de géologie à l'École polytechnique de Carlsruhe. Prix : 5 fr. broché.

REVUE
D'HYDROLOGIE MÉDICALE
FRANÇAISE ET ÉTRANGÈRE.

Directeur-Fondateur et Rédacteur en chef : Docteur AIMÉ ROBERT.

Conditions de l'abonnement : Pour la France et l'Algérie, un an : 10 fr.; pour l'étranger, le port en plus, suivant les conventions postales. Les abonnements sont d'un an. On s'abonne, à Strasbourg, pour la France, chez DERIVAUX, libraire, rue des Hallebardes, 23; pour l'Allemagne, chez ALEXANDRE, rue Brûlée, 7; à Paris, chez J. B. BAILLIÈRE, libraire, rue Hautefeuille, 19. Pour tout ce qui concerne les abonnements et les annonces, on peut aussi s'adresser à M. FISCHBACH, à l'imprimerie du journal. Le prix de l'abonnement pourra être envoyé en bons sur la poste ou en timbres-poste de 20 cent.

Ce journal paraît du 15 au 20 de chaque mois. Les ouvrages dont il sera adressé deux exemplaires au rédacteur du journal seront annoncés Les lettres et paquets non affranchis seront refusés.

Publications du même auteur :

Guide du médecin et du touriste aux bains de la vallée du Rhin, de la Forêt-Noire et des Vosges, comprenant les eaux des départements du Haut et du Bas-Rhin, du grand-duché de Bade, des Vosges et des bains de Luxeuil (Haute-Saône), avec plusieurs analyses inédites de M. BUNSEN, professeur de chimie à l'Université de Heidelberg, par le docteur AIMÉ ROBERT, médecin communal et médecin adjoint des prisons civiles de Strasbourg; avec six gravures. Ouvrage honoré de souscriptions par le ministre du commerce et de l'agriculture et par le Conseil général du Bas-Rhin. A Strasbourg, chez C. F. Schmidt, libraire-éditeur, rue des Grandes-Arcades, 44, et à Paris, chez Hachette. Prix, 3 fr. 50 c., *franco* par la poste, 3 fr. 75 c.

Notice sur les eaux gazeuses alcalines et ferrugineuses d'Antogast, dans la vallée de la Rench (grand-duché de Bade), avec la nouvelle analyse de M. le professeur BUNSEN, de Heidelberg. Strasbourg 1856.

Histoire du choléra du Neudorf (banlieue de Strasbourg), pendant les mois d'août et de septembre 1855.

Notice sur les eaux thermales d'Erlenbad, avec une nouvelle analyse, par M. le professeur BUNSEN, de Heidelberg. Strasbourg 1854.

Notice sur l'eau minérale de Wildegg (canton d'Argovie), 2e édit. Strasbourg 1847.

Influence de la grossesse sur la marche de la phthisie pulmonaire, extrait de l'*Union médicale* (mars 1847).

Des eaux minérales d'Alsace, des causes de leur décadence et des moyens de les réhabiliter Strasbourg 1851.

Notice sur les eaux acidules-alcalines et ferrugineuses de Soultzbach (Haut-Rhin). Colmar 18 4.

STRASBOURG, TYPOGRAPHIE DE G. SILBERMANN.

www.ingramcontent.com/pod-product-compliance
Ingram Content Group UK Ltd.
Pitfield, Milton Keynes, MK11 3LW, UK
UKHW031917260826
14628UKWH00003B/1253

9 782019 634520